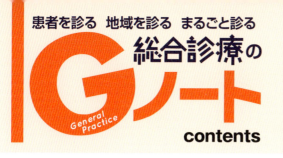

2018年
Vol.5 No.7
10

特集

いつもの診療に "ちょこっと" プラス！
外来でできる女性ケア

編集／柴田綾子（淀川キリスト教病院 産婦人科）
　　　城向　賢（菊川市立総合病院 産婦人科）
　　　井上真智子（浜松医科大学 地域家庭医療学講座）

- 特集にあたって……………………………………………………………井上真智子　1128
- 風邪からはじめる 女性診療……………………………………丸山陽介，柴田綾子　1131
- 学校生活からはじめる 女性支援…………………………………………中山明子　1139
- 更年期症状からはじめる 女性支援………………………………………城向　賢　1146
- 内診なしでできる 妊婦さん・お母さんケア……………………………髙多佑佳　1157
- 問診でできる！ プライマリ・ケア現場での妊活支援……岡﨑有香，金子佳代子　1164
- 職場からはじめる 働く女性支援 〜妊娠出産編…………………………川島恵美　1171
- 職場からはじめる 働く女性支援 〜治療と仕事の両立支援編……………古屋佑子　1181
- 一歩進んだ女性のメンタルヘルスケア……………………………………小野陽子　1189
- 内科からはじめる 女性の健康増進………………………………………山下洋充　1199
- 在宅診療でできる！ 女性ケア 〜子宮留膿症を例に……………………加藤一朗　1206
- 診療所でできる！ 帯下異常へのアプローチ……………………………柴田綾子　1210

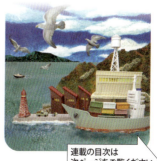

連載の目次は
次ページをご覧ください

投 稿

若手医師がみた西日本豪雨災害，そして支援の現場
西村義人　1119

Generalistに必要な目線を考え直す場
～第2回 救急×緩和ケアセミナーに参加して～
原納　遥　1123

連 載

赤ふん坊やの「拝啓　首長さんに会ってきました☆」
～地域志向アプローチのヒントを探すぶらり旅～
第4回　千葉県　市原市　小出譲治 市長
井階友貴　1222

誌上EBM 抄読会 診療に活かせる論文の読み方が身につきます！
第25回　気管支喘息患者は造影CTを避けるべきか？
坂上達也，南郷栄秀　1226

"指導医ナンゴウの頭のなか"では「EBM実践の4要素」などについて考えます

「伝える力」で変化を起こす！ ヘルスコミュニケーション
医師×医療ジャーナリストが考える臨床でのコツ
第7回　診療後に「何となく気に入らない」と言われた，どうする？
柴田綾子，市川　衛　1236

なるほど！使える！在宅医療のお役立ちワザ
第22回　尿道カテーテル管理　②維持期
影山慎二　1241

優れた臨床研究は，あなたの診療現場から生まれる
総合診療医のための臨床研究実践講座
第9回　系統的レビューの具体例
中田理佐，辻本　啓　1249

みんなでシェア！ 総合診療Tips
第7回　診療環境に応じた医療・介護連携のコツ ～郡部・都市部診療所と病院研修からの学び
江川正規，今江章宏　1256
（北海道家庭医療学センター後期研修プログラム 家庭医療学専門医コース）
本連載はWebでも読めます

思い出のポートフォリオを紹介します
第26回　救急医療 ～避けられない認知バイアス！さてどう付き合うか…～
小林真一，福原　明　1260
（熊本県民主医療機関連合会 家庭医プログラム「くまもと」）

羊土社おすすめ書籍立ち読みコーナー……1264
お知らせ……1268
バックナンバー……1276
次号予告……1279
奥付……1280

gnoteyodosha　@Yodosha_GN

表紙立体イラストレーション／野崎一人

投稿

若手医師がみた西日本豪雨災害，そして支援の現場

西村義人
（岡山大学病院 総合内科）

「災害の少ない，この岡山で…」

私の周囲の人は医療従事者，患者問わず，皆さんそのように言います．私も，同様の思いでした．2018年7月，西日本豪雨が猛威を振るい，各地で甚大な被害をもたらしました．岡山も各地で大きな被害を受け，特に倉敷市真備町では堤防が決壊し町全体の約3分の1が水没，地域医療も壊滅的な被害を受けました．また，報道にはあまり上りませんが，岡山市内でも大きな被害があったのが事実です（図1参照）．

私の外勤先である赤磐医師会病院は岡山市東区の被災地域を普段の診療でカバーしていますが，その勤務中まさに西日本豪雨が発生しました．普段は平穏な岡山が大きな被害を受けている事態を現在進行形で目のあたりにし，非力ながら「自分も何かできることをやりたい」と思い，今回岡山大学病院の救護班のメンバーとして，公的機関，医療団体，ボランティア団体などが連携した「倉敷地域災害保健復興連絡会議〔KuraDRO※（クラドロ）〕」本部の指揮下で活動する機会をいただきました．被災地域に派遣されるに至った自分の経緯と，医療支援チームとしての動きをご報告させていただきます．

※ KuraDRO：Kurashiki Disaster Recovery Organization

「晴れの国」を襲う豪雨

冒頭でも述べましたが，岡山県は過去に災害が少なく，「晴れの国」としてイメージアピールをしています．自分自身の反省として記しますが，大雨特別警報が発令されたときも「とは言っても，岡山は大丈夫だろう」と油断している節が大いにありました．

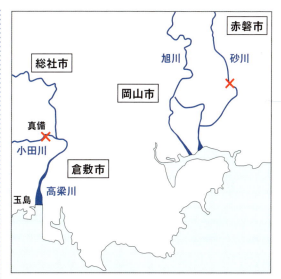

図1　岡山かんたん地図
位置関係がわかりやすいよう簡略化している．✖は本稿で触れた河川決壊部位．

● 7月6日（金）

年に1回あるかないかくらいの大雨，仕事も残っていたので岡山市内にある大学病院の当直室に泊まることにしました．夜中，「ドーン」という音と揺れがありました．「雷だろう…」と思っていましたが，後に豪雨のために総社市の工場が爆発した音と知ることになります．この工場は今回ひどく被災した真備地域にほど近いところでした．

● 7月7日（土）

もともと赤磐医師会病院で勤務の予定だったため，車で出勤しました．赤磐市は岡山市北東に位置し，岡山市から向かうには岡山県の一級河川である旭川沿いを移動する必要があります．通勤中に目にしたのは，右手

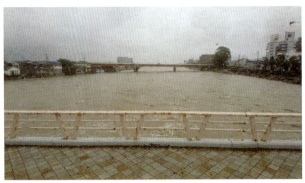
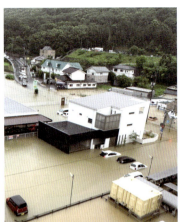

図2 通勤中に目にした岡山市内の様子
左）増水した旭川．吉井外科内科クリニック 吉井將哲先生ご提供．
右）岡山IC付近．

に今までに見たことのないほど増水した旭川（図2左），そして左手にはすでに浸水してしまっている集落でした．現実に目を疑いましたし，運転しながらに不安で心拍数の上がりを自覚するほどでした．岡山市内，岡山IC付近もひどく浸水し（図2右），さらに勤務中には岡山市東区で河川の堤防が決壊し一部地区が浸水（図3），避難所からの患者搬送も相次ぎました．一方，倉敷市真備町でも河川が氾濫，冒頭に述べるような広大な範囲で被害をもたらし，地域医療の拠点であり同町唯一の総合病院である「まび記念病院」も浸水．一時は330人が孤立したとのニュースが流れました．

● 7月8日（日）

災害派遣医療チーム（DMAT）と自衛隊の協力で，まび記念病院に孤立した患者が次々と岡山市，倉敷市の病院に搬送されていきました．

ニュースを見るたび，犠牲者の数も，被災地域も増えていく様子が個人的には非常に受け入れがたく，無力感に苛まれました．

救護班として

豪雨が過ぎ去った後，しばらくして当院で救護班を派遣することとなった由，そしてメンバーとして参加したい医師を募集している旨を伝えるメールが流れました．被災地の土砂さらいでも片づけでも，何かしたいという気持ちがこれまでに述べた経緯から非常に強く，メールに迷わず返信し，メンバーとして選んでいただきました．

● 7月14日（土）

看護師，薬剤師，事務員，研修医，そして私の5名のメンバー（図4）が早朝に当院の災害対策本部に集い，まずは当時KuraDRO本部が置かれていた倉敷市保健所に向かいました．KuraDROでは医療に限らず保健，福祉など多分野の支援が行われており，日本赤十字社，日本医師会災害医療チーム（JMAT），大規模災害リハビリテーション支援関連団体協議会（JRAT），災害時健康危機管理支援チーム（DHEAT），災害派遣精神医療チーム（DPAT），さらに岡山県内外の医療支援チームなど，さまざまな団体が一同に集い，被災地域の医療・保健体制の復興に向けて一丸となって共闘していました．朝のミーティングで毎日情報共有が行われていましたが，われわれが参集した時点で市内の避難所は真備町内を中心として41カ所，2,000人強の避難者がおられる状況で，なかには何名の避難者がおられるのか，どのような状況なのか，未評価の避難所も数カ所存在していました．救護班は同日44チーム参集しており，ミッションは現地でKuraDRO本部のリーダーから付

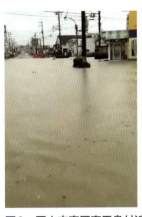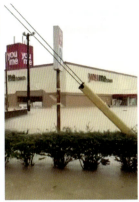

図3 岡山市東区東平島付近
砂川決壊後．吉井外科内科クリニック 吉井將哲先生ご提供．

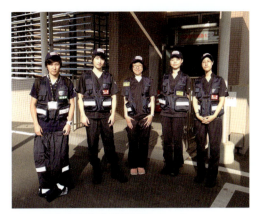

図4 岡山大学病院 救護班のメンバー
7月14日に派遣された．左から2番目が筆者．

与されます．われわれのチームは3カ所の避難所のアセスメントと医療介入を行うことになりました．まず倉敷市玉島の避難所へ．真備町内の被災者の方々は同町内の避難所だけでなく，総社市内，倉敷市中心部，そして玉島へも分散していました．

1カ所目，10名強の避難者および真備町職員，ヘルプで来られている岡山県職員がおられ，まず職員の方から現状を伺いました．日中はほとんどの方が自宅へ戻り片づけをされていること，高齢独居の方が避難されてきていること，不眠やストレスに悩まされる避難者の方が多いこと，統合失調症の避難者の方もおられること，それらをふまえて避難所生活が長期化した際にどのようにサポートすればいいか不安があること，がクローズアップされている印象でした．避難所に残られている方は数名でしたので避難者全員の方にお話を伺いました．「内服薬が切れてしまったが，何を飲んでいたかわからない．月1回飲むものだったが…」，「数日間ほぼ寝られておらず，とても苦しい」，「家の片づけに戻りたいが，車は水没してダメになり足がない．レンタカーを借りようにも車が全く残っていない」など，被災後1週間経過した段階で，精神的なストレス，不眠，生活の不安といった訴えが中心でした．簡単な深部静脈血栓症（DVT）リスク評価とスクリーニングも行いつつ，1カ所目を後にしました．

続けて，総社市内の避難所へ．2カ所目は180人程度の避難者がおられる公民館でしたが，日中に残っておられたのは数十人といった印象でした．施設長の方ともお話させていただきましたが，やはり皆さん日中は自宅へ戻り片づけをされているとのことです．こちらでは地域の保健師の方から連絡を受け，数日間全く寝られていないと訴える方がおられるとのことで診察に．高齢女性の方で，お薬手帳は流されてしまいもともとどんな薬を飲んでいたかわからないこと，毎日寝る前に飲んでいた「安定剤」も流されて飲めていないことなどを伺いました．「小さい楕円形のオレンジ色の錠剤で…」という具合に，剤形の特徴は覚えておられたので，そこからスマートフォンの添付文書アプリなどを使って類推していくことが最善に思えましたが，お話からベンゾジアゼピンの中止に伴う症状と判断しました．おそらく，このようなケースは氷山の一角であり，災害に伴い内服薬がわからなくなること，不眠のなかにベンゾジアゼピンの突然の休薬に伴うものが多数存在することは容易に想像できました．その後，全室を巡回しましたが，この避難所でも統合失調症の方がおられ，DPATが介入支援しているとの話を伺いました．

最後に，同じく総社市内の避難所へ向かいました．3カ所目はペット同伴避難所で，約40名の避難者の方がおられました．こちらも前2カ所と同様にほとんどの方は片づけのために真備町に戻られており，残されている方で薬がなくなってしまい車もない，という方の診察を行いました．こちらでも統合失調症の方が避難されており，DPATの介入がされているということでした．ペット同伴という事情を反映してかは定かではありませんが，避難者の方は前2カ所と比較して非常に疲弊しており，こちらと会ったときの第一声が「退去の話ですか!?」（ペット対応不可の避難所もあるため，多くの方は避難所を何回か移られていたよう）といったこともありました．

　ミッションが終了し，高梁川沿いの道でKuraDRO本部へと帰還しました．川を挟んで向かいは真備．河川敷にはおびただしい数の車が駐車されており，片づけのために戻られている被災者の方，ボランティア含む支援の方の復興への強い気持ちが自然と浮かんできました．水没していたであろう乾燥した泥で汚れた道路，流木が散乱する川の様子，そこから数km進めば，倉敷の美観地区で観光を楽しむ姿．こんなにも身近で，信じがたいレベルの災害が起こったことを改めて実感させられました．本部で報告を行い，毎日解散前に行われている1時間半ほどの会議に参加しました．「医療と保健をつなぐ」が同日のポリシー，その点は実際に避難所を巡回した実感とも合致していました．被災後1週間程度，局面は医療から避難所でのストレス対策，精神疾患の避難者への対応，日常への復帰の支援といった，保健へと移っていること，ニーズ，やるべきことが刻一刻と変化する現場の状況を目のあたりにしました．

おわりに

　今回，被災地の医療支援の一局面に携わらせていただきましたが，このままでは単なる私の自己満足に終わってしまいます．災害の現場では医療はあくまで一局面であり保健福祉の幅広い分野の知識と情報集約が求められ共働していること，自然災害とはあまり縁がないと思われていた岡山でこのような未曾有の災害が起こり今後どこでどのような災害が起こってもおかしくはないということ，そして，前線では元通りの生活に向けて皆が一丸となって前に向かっていること，これらをぜひお伝えしたく，筆を執らせていただきました．

　岡山県に限らず全国で被害が出ています．今回の災害で亡くなられた方々のご冥福をお祈りいたします．そして，今もさまざまな場所で復興支援にあたられている支援者の方々に対して尊敬の念に堪えません．

西村義人（Yoshito Nishimura） **Profile**

岡山大学病院 総合内科（2018年9月末より厚生労働省）
岡山大学卒業．初期研修中にたすき掛け研修で飯塚病院 総合診療科，練馬光が丘病院 総合診療科などでトレーニングを積み，さまざまな良きメンターに巡り会う．2017年より岡山大学病院 総合内科で勤務しつつ，中四国若手医師フェデレーション創設／初代代表（現アドバイザー），米国内科学会日本支部 Resident-Fellow Committee委員（2018年7月より同委員長）等を務め，全国の内科を志す若手医師のネットワークづくりに尽力している．

投稿

Generalistに必要な目線を考え直す場
～第2回 救急×緩和ケアセミナーに参加して～

原納 遥
（飯塚病院 総合診療科 後期研修医）

なぜ"救急"と"緩和ケア"か

2018年8月4日，猛暑のなか，福岡市内のビルの一室で第2回 救急×緩和ケアセミナーが行われました．救急外来ではさまざまな疾患や社会的背景をもつ患者に出会います．ポリファーマシーの高齢者，心肺停止状態の患者とその家族，疼痛を訴え受診し進行がんが見つかる人，決して日中の外来へ受診しない母子家庭の親子…．このような患者はしばしば若手医師にさまざまな葛藤をもたらします．なぜなら彼らが抱える問題は医学の範疇を大きく超えて広がっているからです．そして，救急外来はこのような人たちにとって最も身近な"駆け込み寺"であり，ケアのニーズが最も顕在化する場所の1つだからです．救急外来はまさにgeneralistとしてのスキルが求められる場所の1つです．本セミナーではそういった視点で緩和ケア科，老年科，総合診療科の講師陣より，われわれgeneralistを志す若手医師へ向けて講義が行われました．

気になるセミナーの中身は？

セミナーは図のように2つの全体講演と，会場をAとBに分けた2会場×3セッションで構成されていました．AかBかはセッションごとに自由に選べる選択制でした．以下，私が受講したものを順に紹介します．

講演①：これからの高齢者医療 & 緩和ケア

ここでのテーマはポリファーマシーとACPでした．本講演では，多剤併用による炎症反応高値をきたした症例，ニコランジルによる下肢潰瘍をきたした症例呈示から，NSAIDsやPPI，抗ヒスタミン薬などの頻用薬のポリ

プログラム

14時　開会のあいさつ　緩和ケア科部長 柏木秀行
14時5分〜15時　「これからの高齢者医療＆緩和ケア」
　　　　　　　　飯塚病院 総合診療科 清田雅智
15時15分〜15時45分
　A会場：「人工呼吸器は取り外せるのか？」
　　　　　飯塚病院 総合診療科 鵜木 友都
　B会場：「救急外来での患者家族との関わり方」
　　　　　飯塚病院 看護部 吉川 英里（救急看護認定看護師）
　　　　　宮崎 万友子（緩和ケア認定看護師）
15時55分〜16時25分
　A会場：「非緩和ケア医のための最新緩和ケアエビデンス2018」
　　　　　飯塚病院 緩和ケア科 大屋清文
　B会場：「誤嚥性肺炎入門！」
　　　　　飯塚病院 呼吸器内科 吉松由貴
16時35分〜17時5分
　A会場：「医療面談で役立つコトバ」
　　　　　済生会福岡総合病院 総合診療部 友田義崇
　B会場：「貧困と救急」
　　　　　飯塚病院 緩和ケア科 柏木秀行
17時20分〜18時20分
　「Care of the older adult in the acute care setting」
　亀田総合病院 臨床教育専任医師/University of California San Francisco老年医学科准教授
　Sandra Moody, M.D., B.S.N.
　（通訳：飯塚病院 緩和ケア科 木村衣里）
18時25分　閉会のあいさつ　済生会福岡総合病院 総合診療部 友田義崇
18時40分〜　懇親会予定

図 セミナーのプログラム（ポスターより）

ファーマシーに関する最新の話題とACPについてとり上げられました．

セッション①：救急外来での患者家族との関わり方

ここでは，時間的・人的制約のある救急外来にて心肺停止状態で搬送された蘇生を望まない患者と，患者の意志を尊重しようとする医療者に怒りを表出する家族，そしてその医療者自身の葛藤に焦点が当てられました．演者はこの葛藤こそが未来を変える鍵であると強調します．家族の怒りの原因はいったい何か，われわれが感じた葛藤は一体どこから来るのか．この家族にはどのようなケアがなされるべきなのか．患者との死別に伴う家族

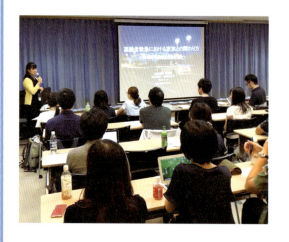
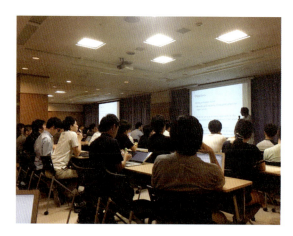

の一般的な悲嘆反応は通常6カ月程度で終息するのに対し，複雑性悲嘆とは6カ月以上持続し生活に支障をきたす状態とされます[1]．予期せぬ死や，死が患者にとって身体的苦痛に満ちたものだったと家族が認識しているほど，複雑性悲嘆へ移行するリスクは高いといわれています[2]．われわれ医療者は救急外来での先のようなケースに遭遇した際，この複雑性悲嘆を不用意に生むようなことは避けなければなりません．そのために共感的パターナリズムや意思決定の保証・支援の保証といった姿勢が求められ，これらは訓練により習得可能な技術であると演者は語ります．

セッション②：非緩和ケア医のための最新緩和ケアエビデンス2018

2013年，米国救急医学会は救急外来において緩和・ホスピスケアサービスの導入を遅らせてはいけないとし，2014年には日本でも「救急・集中治療における終末期医療に関するガイドライン～3学会からの提言～」が発表されるなど，救急の現場は「救命」以外にも目を向けられる時代になっています．2016年にはJAMA Oncology誌に，外来から開始される緩和ケアが生命予後を悪化させることなくQOLを改善させたという論文が掲載されました[3]．昨今，がん診療において診断早期からの緩和ケアが提唱されています．これはがん患者が診断直後からさまざまな苦悩を実感し，進行度にかかわらず医学的・心理社会学的側面を含めた包括的サポートを潜在的に必要としているとされるからです．早期からの緩和ケア導入の有効性を検証した研究は多く，QOLの向上や入院日数の減少，病院内死亡の減少，入院コストの削減につながることが報告されています[4～8]．救急外来は，症状のコントロール不良やADL低下によりこれまでの生活が維持できないなど，ケアのニーズが顕在化した人が来院する場であり，緩和ケア導入の1つのタイミングである可能性が示唆されますが，その実践は現場の救急医・救急看護師でさえもいまだ障壁や葛藤を伴うとされています．そんななか演者が提案したのはsurprise question[9]やGeorgeらが発表した救急外来で緩和ケアのニーズが高い患者を同定するためのスクリーニングツール[10]でした．

セッション③：貧困と救急

ここでは「難しい患者面接（difficult patient encounter）」[11]という内容から講義が始まりました．これは医師にさまざまな感情を与え，時に鬱やバーンアウトの原因とさえなります．難しい患者面接は3つの要素とそれぞれの対処法からなり，そのなかの1つ「患者要

投稿

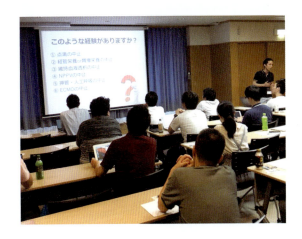
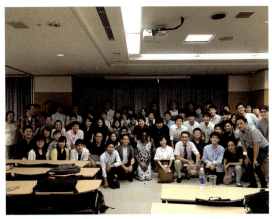

因」への対処は「理解し学ぶ対象と捉えること」とされています．講義ではその一例として，夜間の救急外来しか受診しない若い母子のケースがとり上げられました．このような場合に「子どもがかわいそうじゃないですか」「親なんだからちゃんとしてください」などと言ったり，陰性感情を抱いたことはないでしょうか．母子家庭は相対的貧困に陥りやすいとされます．相対的貧困とは，その社会で広く奨励されている社会的活動への参加や生活への必要条件・快適さを保つために必要な生活資源を欠いている状態を指します．貧困は健康の社会的決定要因（social determinants of health：SDH）の1つの要素です．かつて人々の健康には，医療の供給と財源の確保が重要とされていました．しかし医療の進歩で寿命が延び，重大な疾病予後も改善された現代においてより一層重視すべきことは，人々が病気になり医療が必要となるような社会経済環境そのものとされています[12]．これを10個の要素に分けたものがSDHです．目の前の患者の背景にSDHが関連しているならば，それは貧困？物質依存？虐待？リテラシー？というようにSDHの鑑別を行う必要があります．もちろんこれは医療者だけでは到底太刀打ちできない問題であり，まずはいつも通りの診療を提供することを最優先に考えます．そして，母親を叱咤し救急外来さえも受診できなくするのではなく，こ

の母子の社会的孤立を防ぎ支援関係の確立・維持に努めるべきでしょう．冒頭でも述べましたが，こういった人々に必要な社会保障のなかで唯一の接点となりやすいのが医療，特に救急外来です．医療者自身の先入観や反射的にわき起こる感情と向き合うことが，救急診療の質を上げる第一歩といえます．

講演②：Care of the older adult ― "Keep older adult's function independence, maintain their function full." ―

高齢者ケアのゴールとは何でしょうか．それは，高齢者の医療，文化/精神，環境，経済，家族/社会，認知/感情という6つの機能を維持することであると亀田総合病院で研修医教育に従事するSandra Moody先生は話されます．彼女はUCSFで緩和ケア専門医かつ老年科専門医として，数多くの高齢者について専門的な視点で診察をされてきました．ここでは，高齢者の機能維持を達成するために，入院時の診断によらずルーチンで高齢者総合機能評価（comprehensive geriatric assessment：CGA）を行うことの重要性と，その具体的方法が述べられました．例えば，入院時には処方の過不足や適否・アドヒアランスも含めたこれまでの治療内容の確認（medication review），生活社会

歴での結婚・介護者の有無や自宅で生活していて安全かどうかを確認することが，普段の診療に加えて重要と彼女は言います．入院後は多職種で連携しながら評価・介入を行っていくことが大切です．また，入院中の高齢者の新たなケアのモデルとして海外で報告されているGEMやACE Unit，HELPなどが紹介されました[13]．

最後に

今回，この「救急×緩和ケア」という総合診療の美味しいとこどりのようなタイトルに惹かれた人は多いのではないでしょうか．実際に参加してみて，タイトルだけでなく，その内容も総合診療の広く深い世界をぐっと凝縮したものと感じました．第3回 救急×緩和ケアセミナーは11月23日に開催予定です．詳細はhttps://ameblo.jp/iizukapc/ をご覧ください．

文献

1) Shear MK：Clinical practice. Complicated grief. N Engl J Med, 372：153-160, 2015
2) 坂口幸弘, 他：ホスピス・緩和ケア病棟で近親者を亡くした遺族の複雑性悲嘆，抑うつ，希死念慮．Palliative Care Research, 8：203-210, 2013
3) Grudzen CR, et al：Emergency Department-Initiated Palliative Care in Advanced Cancer: A Randomized Clinical Trial. JAMA Oncol, 2：591-598, 2016
4) Temel JS, et al：Effects of Early Integrated Palliative Care in Patients With Lung and GI Cancer: A Randomized Clinical Trial. J Clin Oncol, 35：834-841, 2017
5) King JD, et al：Integrated Onco-Palliative Care Associated With Prolonged Survival Compared to Standard Care for Patients With Advanced Lung Cancer: A Retrospective Review. J Pain Symptom Manage, 51：1027-1032, 2016
6) Nieder C, et al：Impact of early palliative interventions on the outcomes of care for patients with non-small cell lung cancer. Support Care Cancer, 24：4385-4391, 2016
7) May P, et al：Economic impact of hospital inpatient palliative care consultation: review of current evidence and directions for future research. J Palliat Med, 17：1054-1063, 2014
8) Temel JS, et al：Early palliative care for patients with metastatic non-small-cell lung cancer. N Engl J Med, 363：733-742, 2010
9) Ouchi K, et al：The "Surprise Question" Asked of Emergency Physicians May Predict 12-Month Mortality among Older Emergency Department Patients. J Palliat Med, 21：236-240, 2018
10) George N, et al：Content Validation of a Novel Screening Tool to Identify Emergency Department Patients With Significant Palliative Care Needs. Acad Emerg Med, 22：823-837, 2015
11) Hull SK & Broquet K：How to manage difficult patient encounters. Fam Pract Manag, 14：30-34, 2007
12) 「健康の社会的決定要因（第二版）」(Wilkinson R, Marmot M/編，髙野健人/監修・監訳，WHO健康都市研究協力センター，日本健康都市学会/訳），健康都市推進会議，2004
13) American Geriatrics Society：GRS Teaching Slides: Hospital Care. GRS9, 2016

Profile

原納 遥（Haruka Harano）

飯塚病院 総合診療科 後期研修医
病気ではなく人を，地域を，診ることのできる医師を目指し，仲間とともに日々勉強中です．色々な出会いのなかで，経験・知識のシェアやGIMとしての診療能力の研鑽をしていければと思っています．よろしくお願いいたします．

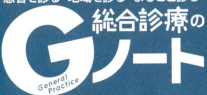

特集

いつもの診療に"ちょこっと"プラス！
外来でできる女性ケア

編集／柴田綾子，城向　賢，井上真智子

- 特集にあたって 1128
- 風邪からはじめる 女性診療 1131
- 学校生活からはじめる 女性支援 1139
- 更年期症状からはじめる 女性支援 1146
- 内診なしでできる 妊婦さん・お母さんケア 1157
- 問診でできる！ プライマリ・ケア現場での妊活支援 1164
- 職場からはじめる 働く女性支援 〜妊娠出産編 1171
- 職場からはじめる 働く女性支援 〜治療と仕事の両立支援編 1181
- 一歩進んだ女性のメンタルヘルスケア 1189
- 内科からはじめる 女性の健康増進 1199
- 在宅診療でできる！ 女性ケア 〜子宮留膿症を例に 1206
- 診療所でできる！ 帯下異常へのアプローチ 1210

特集 いつもの診療に"ちょこっと"プラス！外来でできる女性ケア

特集にあたって

井上真智子

● すべては外来からはじまる

　外来の患者さんのなかで女性は約57％を占めます．人口10万人に対する外来の受療率は，年齢層が10歳代後半から60歳代までの間，女性は男性の1.24倍，男性よりも外来を受診する割合が高い傾向にあります[1]．

　また，日本の医療は外来偏重であり，年間の外来受診回数は，国民一人あたり約13回とOECD（経済協力開発機構）諸国のなかでもきわめて多い状況です[2]．1回あたりの診療費は諸外国と比べて低いものの，外来医療費（調剤を除く）が全医療費に占める割合も32％とOECD平均（29％）より高くなっています[2]．しかし，1回あたりの診療単価が安いため，1回の診察にかける時間が数分とならざるをえず，十分なコミュニケーションのもと，包括的なケアができているとは言いがたいと医師自身も感じているのではないでしょうか．

　さらに，日本では，患者さんが自分で判断して診療科や医療機関を選んで受診できるフリーアクセス制がとられています．気になる症状があったとき，医療機関にかかるべきか，かからず様子をみるべきか，患者さん自身が，家族や身近な人やインターネットなどの情報をもとに判断します．時には，本来かかるべき診療科・セッティング（診療所，中小病院，大病院など）と，かかった診療科（で提供されるケア）の間に齟齬が生じ，その結果，適切なケアが受けられなかったり，ケアに満足がいかなかったり，ドクターショッピングをくり返したりすることにつながっています．例えば，更年期症状で動悸がするときに大学病院の循環器内科を受診したり，女性によくみられる緊張性頭痛であるのに脳ドックで頭部MRI検査を受けたり，といったことがよく起こります．もちろん患者さんにはその症状の原因がわからないためですが，総合診療やプライマリ・ケア外来を受診され，適切に診断やケアがなされていれば，防ぐことも可能です．まず，一般外来を受診し，医学的に必要性が高いと判断された場合にのみ専門医を受診することができれば，患者さんの求めるニーズと提供されるケアとの間の齟齬が減ることも期待されます．そのためにも，普段の外来診療の場で，適切な情報提供にもとづき，その人に合ったケア（パーソナライズされたケア）について協働的意思決定（シェアード・ディシジョンメイキング）を行っていくことが必要になってきます．

女性のケアでは何が問題？

　　女性特有の問題で気になることがあっても，一般に産婦人科受診は敷居が高いものです．月経に関連する症状（月経痛，月経不順，不正出血，無月経，月経前症候群など）や更年期症状についても，インターネット上にはさまざまな情報が氾濫し，適切な医療情報にアクセスすることは容易ではありません．その結果，医療機関での適切な治療やQOL向上のためのケアにもアクセスしづらくなっています．例えばピル（OC/LEP剤※）は，月経関連のさまざまな症状の軽減に有用ですが，日本ではいまだ利用率が1〜3％と低いままです．

　　ここで，女性の健康のケアに関する問題について，以下のようにカテゴリーに分けてみてみましょう．

1）自分でケアの必要性を認識していない問題

　　妊娠前ケア（葉酸摂取，ワクチン接種，禁煙など），子宮頸がん検診，性感染症や望まない妊娠のリスク，骨粗鬆症，閉経後脂質異常症，アルコール依存症など，無症状や無自覚のもの，知識がないものがこの領域に含まれるといえます．

2）受診する必要性があるかもしれないと思いつつ受診していない問題，受診したが満足のいくケアが受けられないままの問題

　　更年期症状（ほてり，のぼせ，不眠，肩こり，腰痛，倦怠感など），前述の月経関連症状，月経前症候群（腹痛，むくみ，頭痛，イライラなど），思春期の問題（にきび，立ちくらみ，めまい，月経痛），帯下の異常，産後の体調不良など，受診して相談することなのかどうかはっきりしない問題がこの領域に含まれます．更年期や月経関連の症状は医療従事者からは不定愁訴と受けとられ，漫然とした対症療法が行われたり，軽くあしらわれて終わったように患者さんが感じたりしている場合もあります．

3）プライマリ・ケアでもできる（診てもらえる）と知られていない問題

　　1），2）と重複することもありますが，ピルの処方，月経痛への対処，月経周期の移動，緊急避妊薬の処方，萎縮性腟炎の治療，更年期のホルモン補充療法，妊娠中や産後のコモンプロブレムへの対応，妊娠関連の心の問題のケア（出産・流産・死産・中絶・不妊にまつわること）など，本来プライマリ・ケアでも対応可能なことが多くあります．診療範囲は医師の受けてきたトレーニングにもよりますが，総合診療医をめざす医師にはこれらのスキルを身につけることも視野に入れていただきたいと思っています．

ひと工夫の女性診療

　　とはいっても，女性のケア全般，特に月経や妊娠に関することは医師にとってもハードルが高いものでもあります．本特集は，女性診療において総合診療医・内科医・産婦人科医・産業

※　OC：oral contraceptives（経口避妊薬），LEP：low dose estrogen-progestin（低用量エストロゲン-プロゲスチン）

医がうまく連携することを目標に，いつもの診療に「少しの工夫」を加えることでできる女性診療がテーマです．風邪診療から学校生活，職場での支援，妊活や妊娠中のケア，更年期，老年期，メンタルヘルスそして健康増進へ，と広い範囲を網羅しています．腕をふるってご執筆いただいた先生方に感謝しつつ，読者の皆さんの外来でまずは「ひと工夫」を始めてみるきっかけになればと願っています．

さらに，外来は忙しく，いつも「ひと工夫」ができるとは限りません．そんなときは，看護師さんや他職種の力を借り，月経・妊娠歴やセクシャルヒストリーなどをお願いするという手もあります．いつもの外来チームでこの特集号を利用していただくことで，少しでも外来診療の質を高めることに役立てていただければ幸いです．

文 献

1) 厚生労働省：平成26年（2014）患者調査の概況．
2) 「OECD Reviews of Health Care Quality：JAPAN 2015：Raising Standards」(OECD), OECD Publishing, 2015

プロフィール　井上真智子　Machiko Inoue

浜松医科大学 地域家庭医療学講座 特任教授
静岡家庭医養成プログラム（浜松医科大学総合診療プログラム）責任者・指導医
3カ所の家庭医療クリニックを中心として，指導医・スタッフ皆で総合診療プログラムを運営しています．アットホームかつアカデミックに家庭医療を実践できる場づくり，そして日本のプライマリ・ケアの発展をめざしています．気軽に遊びにいらしてください！
Facebookページ：https://www.facebook.com/shizufam/

〈共同編集〉

プロフィール　柴田綾子　Ayako Shibata

淀川キリスト教病院 産婦人科
産婦人科とプライマリ・ケアを橋渡しするような活動をしたいと思っています．現在は，ウィメンズヘルスケア，AI / IT，医学教育，臨床研究等を中心に勉強しています．
ラッコの妊娠相談LINEボット（https://happymint.wixsite.com/raccobot）作りました．

城向 賢　Ken Joko

菊川市立総合病院 産婦人科
静岡家庭医養成プログラム 指導医
現在は主に静岡県菊川市で産婦人科医・家庭医として，学生・初期研修医・家庭医レジデントや多くの仲間と楽しく「子宮から天国まで」携わる家庭医療を実践しています．興味がある方はぜひいつでも見学へどうぞ！

特集 いつもの診療に"ちょこっと"プラス！外来でできる女性ケア

風邪からはじめる 女性診療

丸山陽介，柴田綾子

Point

- 薬の処方や画像検査をきっかけにして月経歴・妊娠歴を問診しよう
- 女性診療は「ライフステージ別の頻度の高い疾患」を知ると鑑別があげやすい
- 「不定愁訴」に隠れる産婦人科的疾患を見逃さない

Keyword ▶　月経歴　性交渉歴　妊娠分娩歴　女性をみたら妊娠を疑え

はじめに

「女性に月経や妊娠のことを聞く」ということは産婦人科医でなければ不慣れで聞きづらく、また、特に男性医師にとってはハードルが高いと感じるところではないでしょうか．しかし月経歴や妊娠歴には診断や鑑別につながるヒントが隠されているのです．

1 キッカケからはじめる女性の問診 〜このチャンスを見逃すな！

今回の患者さん①

25歳，女性
主訴：全身倦怠感
現病歴：1週間前より全身倦怠感を自覚していたが様子をみていた．なかなか改善しないため本日救急外来受診した．
アレルギー歴：なし，内服歴：なし，既往歴：なし
家族歴：実父 糖尿病，実母 うつ病
バイタル：体温36.5℃，血圧100/75 mmHg，脈拍70回/分，SpO_2 99％（room air），呼吸回数16回/分

身体所見に特記すべき異常なし
　患者：「なんだが最近ずっと体が重くて…，特に熱はないのですけど，どこか悪いのですかね」
　医師：（鑑別は，貧血，膠原病，うつ病まで考えるか…検査どうしようかな…）

 女性診療へつなげるコツ！ その1
・鑑別に困ったら「妊娠」を鑑別にあげ「月経」について聞いてみよう！
・若年女性の「不定愁訴」では妊娠を疑い月経歴を問診しよう！

1）妊娠初期症状は多彩である

妊娠の初期症状は実は多彩であり，一般的な続発性無月経のほかには嘔気嘔吐，頻尿，情緒不安定から体温上昇まで認めています（**表1**）[1]．妊娠初期は患者さん本人も「自分が妊娠している」と気づいていません．「何となく体調が悪い」のなかに妊娠が隠れています．

実際に救急外来を受診した女性患者の6.3％に本人が気づかなかった妊娠が発見され[2]，小児救急（12〜18歳）を腹痛で受診した若年女性の7.7％が産婦人科的疾患であったという報告があります[3]．救急外来や内科外来を受診する女性には，ぜひ月経歴について聞いてみてください．

表1 ◆ 妊娠初期症状一覧

妊娠初期に認めるcommonな症状	
無月経	
嘔吐を伴わない嘔気	
乳房の増大	
頻尿	
疲労感	
additional Sign	
下腹部痛	鼻詰まり
腹部膨満	息切れ
便秘	嗜好変化
胸やけ	気分の変調

（文献1を参考に作成）

例）月経歴の問診の始め方
● 「**女性の方には皆さんにお聞きしているのですが**，まれに妊娠が隠れていることがあるので，生理のことについて質問してもいいでしょうか」
● 「妊娠しているかどうかで**検査や薬の内容が大きく変わってくるので**，まず妊娠検査を行ってもいいでしょうか」

患者さん①のつづき

妊娠分娩歴：0妊0産
月経歴：初経12歳，周期　整（28〜30日間隔），持続期間7日間
月経量：普通，疼痛：下腹部痛（＋），臥床（−），鎮痛薬使用（−）
最終月経：6週間前
partnerの有無：有（単一，未婚）
最終性交渉：1週間前（1回/週程度で定期的），避妊はしていない
尿中hCG：陽性

産婦人科問診を追加することで情報量が増え，妊娠がより確からしく考えられるようになりました．今回の症例では尿中hCG陽性で産婦人科にコンサルテーションしたところ，経腟超音波断層法により子宮内妊娠確定となりました．このように月経歴の問診を追加することで一見主訴からは想起することが難しい「妊娠」を診断することができました．

妊娠の初期症状は多彩であるということを念頭に置いておけば，さまざまな主訴の若年女性に対しても妊娠を想起し産婦人科問診を行うことができるでしょう．まさに「女性をみたら妊娠を疑え」です．

次は若い女性に多い「頭痛」です．ここにも女性診療につなげるコツがあります．

今回の患者さん②

28歳，女性
主訴：頭痛
現病歴：1週間前より頭痛を自覚していたが市販の鎮痛薬内服で経過をみていた．いつもは市販鎮痛薬内服で症状改善がみられていたが，本日になっても症状が改善しないため救急外来受診した．
アレルギー歴：なし
内服歴：ロキソプロフェン（ロキソニン®60 mg錠）
既往歴：片頭痛，虫垂炎（20歳時 手術）
家族歴：実父 肺がん，実母 糖尿病
バイタル：体温36.7℃，血圧90/65 mmHg，脈拍75回/分，SpO_2 99％（room air），呼吸数12回/分
意識清明，嘔気・嘔吐なし
その他特記すべき異常所見なし
　患者：「いつもの片頭痛だと思うのですが，いつもの鎮痛薬でなかなかよくならなくて…」
　医師：(ロキソニン®が効かないならとりあえず今回はボルタレン®かな，一度専門医に診てもらってトリプタン製剤の処方も検討した方がよいかも)

▶ 女性診療へつなげるコツ！ その2

・薬を処方するときに
　① 妊娠の可能性（月経歴）
　② 月経痛・月経で困っていることはないか
　を問診しよう！

2）薬の話題は産婦人科問診のよいチャンスである

薬の処方や画像検査のときは月経や妊娠について聞く一番の機会です．多くの薬は妊娠初期に飲んでも問題ありませんが，後から妊娠が判明した場合，患者さんは心配になります．薬の処方，X線撮影やCT検査を行う前には，月経歴と妊娠の可能性について質問しましょう．また，問診だけでは妊娠を完全に除外することはできません．ご本人が妊娠に気づいていないこ

とも多いため，疑った場合は妊娠検査を提案しましょう．

例1）薬を処方するときの，妊娠の可能性についての切り出し方
「妊娠中には使用が制限される薬がいくつか存在します．現状で妊娠の可能性は考えられますか」

例2）月経についての質問のしかた《内服歴から攻める》
医師「今現在使用中の薬はありますか，**例えば生理のときにいつも鎮痛薬を使っているとか**」
患者「はい，生理は重い方（基本的に下腹部痛のことを指すことが多い）で，特にきついときは市販の鎮痛薬を使っています」
医師「そうですか，**生理の前後でほかにいつも起こる症状はありませんか**，例えば生理前に頭痛やイライラが出る場合は産婦人科に行って治療すればよくなるかもしれません，重い生理も軽くすることができますよ」

患者さん②のつづき

妊娠分娩歴：0妊0産
月経歴：初経12歳，周期整28～30日間隔，持続期間5日間
月経量：普通，疼痛：下腹部痛（＋），臥床（－），鎮痛薬使用（－）
月経前になると頭痛や全身倦怠感を認めることがある
最終月経：3週間前
partnerの有無：無
性交渉歴：ここ半年以内なし

薬の話題をきっかけに，月経前にくり返される頭痛，全身倦怠感という情報を得ました．ここから**月経前症候群**（premenstrual syndrome：**PMS**）が疑われます．PMSの身体症状としては腹部膨満感，頭痛，乳房痛が多く，PMSの女性の約48％に胃腸障害があり，18％がhot flushを自覚しています[4]．これらにより一般内科を受診する症例も多く認めます．**薬を処方する際には，妊娠の可能性がないかを確認するとともに，月経前に困っていることがないかを質問する**ようにすることでPMSを拾い上げることができます（詳細は別稿「学校生活からはじめる 女性支援」「一歩進んだ女性のメンタルヘルスケア」を参照）．

女性診療へつなげるコツ！ その3

・女性を診ていて鑑別に困ったとき，何か薬を処方するとき，女性の腹痛を診たときには月経歴，妊娠歴，性交渉歴を確認しよう
・「女性のさまざまな症状には月経や妊娠が深くかかわっていることが多いので月経歴や妊娠歴など教えてもらってもよいでしょうか」と一言加えて問診を始めよう

> **ここがピットフォール：最終月経のみでは不十分！**
>
> せっかく月経歴を聞いてみたのに最終月経のみを記載してある場面に遭遇することがあります．月経の問診から妊娠の可能性や月経困難症，PMSなどを判断するには普段の周期や随伴症状の情報が必要です．以下に月経歴の具体的な聞き方を載せます．
>
> 【月経歴】
> ・初経○歳，閉経○歳
> ・周期　整or不整，○日間隔，持続期間○日
> ・最終月経
> ・最終月経の前の月経
> ・月経時痛：なし・弱い・普通・強い，量：少ない・普通・多い，鎮痛薬の使用
> ・その他随伴症状：消化器症状，頭痛，精神症状（イライラ）などの有無
> ・重症度：寝込むほどか，仕事や日常生活への影響など

❷ 女性はこんなことに困っている ～年代別にみる女性アプローチ

「たくさんの女性疾患を覚えられない！」と感じる方は多いと思います．コツは，**ライフステージや月経と関連させて女性疾患を考える**ことです（更年期は閉経や無月経となります）．女性はライフステージに応じて性ホルモンが大きく推移するため，出現する疾患頻度が変化することを知っておくと鑑別があげやすくなります（図）．

1）10〜20代：思春期
a）月経困難症（詳細は別稿「学校生活からはじめる　女性支援」参照）
●よくある主訴：月経痛として月経1〜3日目などに下腹部痛を主訴に受診

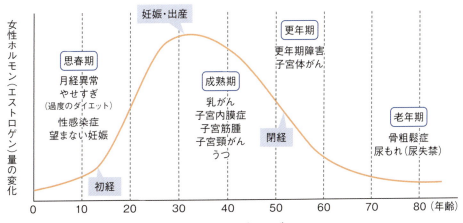

図 ◆ ライフステージごとに注意したい女性の健康トラブル
（文献5を参考に作成）

思春期は卵巣機能が未成熟であり月経も安定しておらず，月経痛が起こりやすい時期として知られております．「学校に行っていたら急に強い腹痛に襲われて早退した」や「自宅にいたが痛みが強すぎて動けず救急車を呼んだ」など，一見急性腹症ともとれる病歴をもって来院することも多いです．急性腹症を除外する必要はありますが，月経歴などを聞くことが診断に大きく寄与します．

b）性感染症
- よくある主訴：帯下の悪臭，下腹部痛，無症候性であることも多い

性器クラミジア感染症，淋菌，性器ヘルペス，尖圭コンジローマなどがあげられます．このなかでも全体の7割程度を占める[6]性器クラミジア感染症と淋菌に関しては無症候性であることが多く，感染に気がつかないまま長い時間を経過した場合，不妊症や異所性妊娠の遠因となります．性感染症は「その後の人生に響く」疾患です．きちんと診断し治療するだけでなく，その後の患者指導（パートナーの治療，治療終了までの避妊指導，治療終了後の再検査）まで含めて再発を予防することが重要です．

2）20〜40代：性成熟期

a）子宮筋腫
- よくある症状：月経困難症，過多月経，貧血，腹部膨満

くり返される過多月経により高度貧血をきたす症例があります．またその大きさは10 kgを超えることもあり，腹部膨満を主訴に受診することもあります．「仕事をやめて動かなくなって太ったのだと思ってました」と，本人が筋腫に気づかなかった例もあります．

b）子宮内膜症
- よくある症状：月経困難症

子宮内膜症による月経困難症により，生活に支障が出ている場合もあります．挙児希望の有無などにもよりますが，治療介入によりQOLを劇的に改善することもあり，見つけたら早めに産婦人科を受診してもらうことを奨めます．昨今の晩婚化により，生涯に経験する月経回数が増えたことで重症化しており，「現代病」ともいわれています．

c）子宮頸がん（詳細は別稿「内科からはじめる 女性の健康増進」参照）
- よくある症状：無症状が多い，まれに不正性器出血

ほとんどの症例は検診の細胞診異常で見つかりますが，その他の主訴としては不正性器出血があります．どんな疾患においても不正性器出血が持続する場合は産婦人科受診が勧められますが，子宮頸がんで不正性器出血を認めるような状況では進行がんである可能性が高く注意が必要です．

3）40〜50代：更年期

a）更年期障害（詳細は別稿「更年期症状からはじめる 女性支援」参照）
- よくある主訴：倦怠感，ほてり，動悸，めまい，肩こりなど多彩

日本人の平均閉経年齢は50.5歳であり，その前後5年の10年間が更年期です．この年代の

表2 ◆ 更年期障害の除外診断として考慮すべき主な疾患・病態

症状	鑑別疾患
症状全般	うつ病，甲状腺機能異常
倦怠感・意欲低下	肝機能異常，腎機能異常，貧血，耐糖能異常
動悸	貧血，不整脈
めまい	メニエール病，貧血
指のこわばり	関節リウマチなどの膠原病
頭痛・頭重感	機能性頭痛，脳腫瘍，薬剤誘発性頭痛
肩こり	頸椎疾患，肩関節周囲炎
腰痛	腰椎疾患，骨粗鬆症，変形性膝関節症
ほてり	カルシウム拮抗薬による副作用，高血圧症

（文献7を参考に作成）

女性を診る場合には常に更年期障害を鑑別にあげる必要があります．診断にはほかの器質的疾患を除外することが前提となるため，更年期女性の不定愁訴の鑑別疾患をあげることが重要です（**表2**）[7]．

b）子宮体がん

- よくある主訴：不正性器出血

「月経に関係ない時期の性器出血」や「閉経後の性器出血」などを認めた場合には要注意です．

患者さん②の経過・その後

頭痛を主訴に来院した28歳女性（患者さん②）．痛み止めを処方する際に月経について質問をしたことで「**月経前にくり返される頭痛，全身倦怠感がある**」という情報を得ました．ご本人に月経前症候群（PMS）という病気があること，低用量ピルを内服することで症状が軽くなることがあると説明しました．「そうだったんですね！知りませんでした．今度近くの産婦人科で相談してみます」と帰宅されました．

まとめ

女性を診るときに，無意識のうちに産婦人科疾患を鑑別から外していませんか？

鑑別に迷ったときや薬の処方，また検査をオーダーする際に，月経や妊娠について問診することで女性に対する診断能力が格段に上がります，ぜひ試してみてください．そして，ここで大切なのは「ただ聞く」ではなく「ある程度理解して聞く」ことです．女性特有の器官，疾患，生殖内分泌に対する基本的な知識を以降の別稿で解説してもらいます．女性のことを「理解して聞ける」ようになれば明日からの女性診療にも自信がつくこと請け合いです！

文 献

1) Bastian LA, et al：Clinical manifestations and diagnosis of early pregnancy. UpToDate®, 2017 （最終アクセス　2018/9/3）
2) Stengel CL, et al：Pregnancy in the emergency department: risk factors and prevalence among all women. Ann Emerg Med, 24：697-700, 1994
3) Fernández Avalos S, et al：[Gynaecological abdominal pain in adolescent females]. An Pediatr (Barc), 72：339-342, 2010
4) Mortola JF：Issues in the diagnosis and research of premenstrual syndrome. Clin Obstet Gynecol, 35：587-598, 1992
5) 栃木の暮らし編集室：とちぎのくらしと医療 女性の健康　http://www.tochigi-iryou.net/woman　（最終アクセス　2018/9/3）
6) 厚生労働省：性感染症報告数
http://www.mhlw.go.jp/topics/2005/04/tp0411-1.html　（最終アクセス　2018/9/3）
7) 髙松 潔, 小川真里子：総論：更年期障害. 治療, 95：1890-1896, 2013

プロフィール

丸山陽介　*Yosuke Maruyama*

青梅市立総合病院 産婦人科
General mindをもった産婦人科医としていられることを目標に日々業務にあたっています．「関東若手医師フェデレーション」のスタッフとしても活動しているので興味がある方，一緒に活動してくれる方お待ちしています．

柴田綾子　*Ayako Shibata*

淀川キリスト教病院 産婦人科
近著：「女性の救急外来 ただいま診断中！」（中外医学社，2017）
産婦人科と他の専門分野をつなぐ活動をしたいと思っています．「関西若手医師フェデレーション」のスタッフとして総合内科や研修医の先生と活動しているので，お気軽に声をかけてください！
関西若手医師フェデレーションのホームページ：https://kanfed.jimdo.com

特集　いつもの診療に"ちょこっと"プラス！外来でできる女性ケア

学校生活からはじめる　女性支援

中山明子

Point

- 風邪などの普段の受診時に学校や部活動について話を聞いてみよう
- 親からだけではなく，本人から直接話を聞こう
- 体調不良や不登校の原因となる月経困難症や起立性調節障害を見つけよう

Keyword ▶　思春期　月経困難症　月経前症候群（PMS）　無月経　ニキビ
尋常性ざ瘡　不登校　起立性調節障害

1　学校生活からはじめる思春期診療のコツ

　思春期は身体的に成長するだけでなく，精神的，社会的に大きく発達する時期です．成長・発達には個人差があるため，コミュニケーションの配慮が必要です．婦人科的な相談ではなくても，「風邪」や「予防接種」などの普段の受診から「どこの学校に通っているのか」，「部活動は何をしているのか」などを聞いておくと，場が和んだり，患者さんの生活が想像できたりします．患者さんの緊張感をとるような環境づくりから始めるとよいでしょう．

　10代の患者さんの場合，自分から医療機関に受診したいと言い出すことは少なく，親御さんに連れてこられることが多いです．また，大人に相談する方法を知らず，自分の症状を言語化することもままならないこともよくあります．

今回の患者さん①

　14歳女性，風邪を主訴に母親とクリニックを受診した．「今日はどうされましたか？」と診察室で問診を始めると，隣に座っている母親が「3日前から咳があって，今日の昼から38℃の熱が出てきたんです」と話しはじめた．女の子は黙って座っている．女の子に向かって質問してみたが，隣にいる母親がいつも答えてしまうため，あなたは困ってしまった．

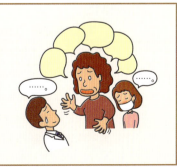

❷ 思春期～性成熟期の女性の診療における配慮や関係構築のコツ

　小児科で診察するように子どものようにして扱ったり，親御さんとだけ話したりすると，本音を言ってくれないこともあり配慮が必要です．

　診察室に入るなり，患者さんの親が「3日前から咳が始まって…」などと話しはじめて止まらないときには，親の第一声の会話が終わってから，本人の目の高さで「一番はじめの症状は3日前に咳が出たのかな？」と本人に話しかけることが大事です．日本では，前述の症例のように親が同席の場合，親だけが話して子どもは話すのが恥ずかしいのでなかなか話さないという場面によく出くわします．小児科に受診しても医師と親だけが話して診療が進んでいくことがあり，子どもが自分の症状を自分から話すという経験が少ないように感じます．

　あまりに親が話しすぎて本人の意見が聞けなさそうな場合には，診察室から出て待っていただくことも検討します．その際には「診察をさせていただくので，その間待合でお待ちいただけますでしょうか．終わればまたお呼びします」と伝えて，診察室で本人から話ができる環境を設定することもあります（診察の間も片時も患者さんのそばを離れようとしない状況であれば，親子の関係に何か問題があるのではないかと疑うこともあります）．診察室から親が出て行った後で，「お母さんはこう言っていたけど，ほかに心配なことはない？」と尋ねてみたりします．

　中学生以上の女子であれば，処方を検討するときに「生理はきてるかな？」などと月経について言及してみてもよいかもしれません．そのときに月経痛がひどいか，他の症状はないかを聞いてみると，思春期のウィメンズヘルスケアにかかわるチャンスとなるかもしれません．

❸ 思春期の月経困難症・PMS・無月経への対応

1）月経困難症

　月経困難症とは，「月経期間中に月経に随伴して起こる病的症状」をいいます．下腹部痛，腰痛，腹部膨満感，嘔気，疲労・脱力感，食思不振，イライラ，下痢および抑うつの順に多くみられます．器質的な疾患のない機能性月経困難症は，初経後2～3年より始まります．月経困難症の発生には分泌期内膜で産生されるプロスタグランジンの関与が大きいので，NSAIDsが有効です[1]．低用量ピルも有効です[2]．2014年11月にレボノルゲストレル放出子宮内システム（LNG-IUS，ミレーナ®）が月経困難症に対して保険適用となり，約1万円（3割負担）となりました．LNG-IUSは1回の挿入で5年の効果が期待できます．

2）PMS

　月経前症候群（premenstrual syndrome：PMS）とは，「月経前3～10日間の黄体期に続く精神的あるいは身体的症状で月経初来とともに減弱あるいは消失するもの」をいいます[2]．イライラ，のぼせ，下腹部膨満感，下腹痛，腰痛，頭重感，怒りっぽくなる，頭痛，乳房痛，落ち着きがない，憂鬱の順に多いとしています．米国産科婦人科学会の診断基準は身体症状と精神症状を分け，症状の再現性と発現時期を規定しています（表1）．精神症状が強い場合は**月経前不快気分障害**（premenstrual dysphoric disorder：PMDD）と呼びます（別稿「一歩進んだ

表1 ◆ 月経前症候群診断基準（米国産婦人科学会）

過去3回の連続した月経周期のそれぞれにおける月経前5日間に，下記の情緒的および身体的症状のうち少なくとも1つが存在すれば月経前症候群と診断できる*．

情緒的症状	身体的症状
● 抑うつ ● 怒りの爆発 ● 易刺激性・いらだち ● 不安 ● 混乱 ● 社会的ひきこもり	● 乳房緊満感・腫脹 ● 腹部膨満感 ● 頭痛 ● 関節痛・筋肉痛 ● 体重増加 ● 四肢の腫脹・浮腫

*これらの症状は月経開始後4日以内に症状が解消し，少なくとも13日目まで再発しない．いかなる薬物療法，ホルモン摂取，薬物やアルコール使用がなくとも存在する．その後の2周期にわたりくり返し起こる．社会的，学問的または経済的行動・能力に，明確な障害を示す．
（文献3を参考に作成）

女性のメンタルヘルスケア」も参照）．日本では生殖年齢の70〜80％が月経前に何らかの症状を伴うとされますが，社会生活困難を伴う中等症以上のPMSの頻度は5.4％，PMDDの頻度は1.2％と報告されています[4]．PMSを抱えている女性は多いですが，思春期に自分から相談してくる女子はまだまだ少ないのが現状です．筆者は他の主訴で受診してきたときに拾い上げることが多いです．月経の症状は個人によって症状が違うため，母親が月経困難症の経験がないと理解されないこともあり，人知れず困っていることもあります．**受験の年のインフルエンザワクチンの受診の時などは格好のチャンス**だと思っています．

a) 治療法は？

PMSの治療は，カウンセリング・生活指導と薬物療法があります．月経前症候群と診断するためには，症状が月経前のいつ頃に起こるかを確認し症状の頻度，重症度などを認識して対処（認知療法）することが必要です．月経前に毎回同じ症状が起きているのに患者さん自身も気づいていないこともよくあります．「イライラして頭が痛くなる」という主訴で来院された女性に月経周期を聞くと「毎回月経前に起こっている」と医療者が気づくことがあります．薬物治療をしなくても，規則正しい生活，睡眠，運動やカルシウム，マグネシウムの摂取，アルコールやカフェインの制限などでPMSが改善することもあります．軽症の場合はNSAIDsなどの鎮痛薬が用いられることが多いですが，漢方薬（当帰芍薬散，桂枝茯苓丸，加味逍遙散，桃核承気湯，女神散，抑肝散など）も使用されることがあります．低用量ピルは軽症，あるいは身体症状改善には有効ですが精神症状には有効でないとされています．

b) 低用量ピルも活用できる

月経困難症やPMSで思春期に低用量ピルを勧めるタイミングは，もちろん月経困難症やPMSの症状の緩和もありますが，鉄欠乏性貧血，尋常性ざ瘡（ニキビ），受験半年〜数カ月前で月経周期をコントロールしたいときなどが重なると始めやすいです．ピルの処方について詳細は割愛しますが，産婦人科医でなくても処方ができます．また「月経困難症」の病名で医療保険で処方ができます．最近はノルエチステロン・エチニルエストラジオール錠（ルナベル®LD錠）のジェネリック薬（フリウェル®配合錠LD「モチダ」）が発売されたため1カ月分（1シート21日分）が約1,000円（調剤料含まず）となり，学生でも手の届く薬となってきました（ピルの処方については，文献5などを参照してください）．

3) 無月経

　無月経は，一度も月経発来していない原発性無月経と，月経があったが途中で止まってしまった続発性無月経があります．日本人の初経の開始は10～14歳の間で，平均12.3±1.0歳です．**高校生になって初経がない場合は，産婦人科への受診を勧めます**．また，10代の月経は不整であることが多く，月経周期にも無頓着な場合が多いです．続発性無月経の原因にはさまざまありますが，ダイエットや部活動（マラソンなど）などでの極端な痩せが原因のことはよくあります．**3カ月無月経が続く場合には，続発性無月経の疑いで産婦人科受診を勧める**とよいでしょう．

4 思春期の皮膚トラブルへの対応

● ニキビ（尋常性ざ瘡）

　ニキビ（尋常性ざ瘡）の診断は難しくはないです．ただ鑑別が必要なのは粉瘤，毛嚢炎，接触性皮膚炎などです．小さい感染性病変などはニキビと区別がつきにくいです．思春期はアンドロゲン産生により皮脂分泌が活発となり，ケラチノサイトの過剰増殖と脱落により毛嚢からの皮脂の流出を阻止し，面皰を形成します（いわゆる黒ニキビ）．そこから炎症性皮疹として丘疹や囊胞形成を伴います（いわゆる赤ニキビ）．あまり炎症を伴わずに白色の丘疹になることもあります（いわゆる白ニキビ）．

　治療としては，まず洗顔を思い浮かべるかもしれませんが，清潔が保てていない，不適切な洗顔がニキビと関連しているというエビデンスは弱いです．また，治療介入しても治るまでに4～8週を要するので，思春期の患者さんが治療を遵守するのも難しく，その間に再度増悪することも少なくありません．軽度のニキビであれば，第一選択はレチノイドや過酸化ベンゾイル（ベピオ® ゲル）の単剤塗布が推奨されます[6]．

> **処方例**
>
> ・レチノイド：アダパレンゲル（ディフェリン® ゲル0.1％）　1日1回 寝る前に塗布．主に面皰（黒ニキビ）に使用（DynaMed Plus® でレベル1エビデンス）
> ・過酸化ベンゾイル（ベピオ® ゲル2.5％）：1日1回洗顔後に塗布（DynaMed Plus® でレベル2エビデンス）
> 注意：ディフェリンもベピオも塗った後にヒリヒリすることがあります．これは副作用ではなく，薬が効いている証拠なので，明らかなかぶれ症状でなければしばらく続けるように説明が必要です．
> 　　　どちらの薬も保険適用であり，アダパレンゲル0.1％は後発品も出ています（**表2**）．また炎症が起こっているところにも起こっていないところにも使えるのが利点です．

　上記でも効果が認められず，炎症性・非炎症性が混在している場合には過酸化ベンゾイルにレチノイドまたは抗菌薬塗布を行います．2剤併用するのに混合剤で処方できるのは以下の2剤です[6]．

表2 ◆ ニキビ（尋常性ざ瘡）の治療薬

商品名	一般名	1gの薬価（円）	1本あたりの薬価
ディフェリン® ゲル0.1％	アダパレンゲル0.1％	95.2	1,428円/15g, 2,856円/30g
アダパレンゲル0.1％	アダパレンゲル0.1％	48.2	723円/15g
ベピオ® ゲル2.5％	過酸化ベンゾイルゲル2.5％	115.4	1,731円/15g
エピデュオ® ゲル	アダパレン0.1％ 過酸化ベンゾイル2.5％	153.7	2,305円/15g
デュアック® 配合ゲル	クリンダマイシン1％ 過酸化ベンゾイル3％	144.0	1,440円/10g

注：思春期であれば3割負担の人が多いので，実質はこの3割程度

- アダパレン0.1％＋過酸化ベンゾイル2.5％：エピデュオ® ゲル（DynaMed Plus® でレベル1エビデンス）
- クリンダマイシン1％＋過酸化ベンゾイル3％：デュアック® 配合ゲル（DynaMed Plus® でレベル2エビデンス）

　2〜3カ月の局所の外用薬治療で改善しない場合は，外用薬に加えて内服抗菌薬の治療を検討します[6]．筆者としては，内服抗菌薬治療が長期化することもあるため，外用薬治療で反応が乏しい場合には，皮膚科医へのコンサルテーションを勧めます．

　皮膚科でなければニキビを主訴に受診されることは多くはありませんが，受診のついでに相談されることはよくあります．思春期の患者さんは学校だけでなく部活動や塾などで日中の診察時間の受診が難しいことが多いので，一度の受診で相談にのるようにしています．

5 思春期のメンタルトラブルへの対応

> **今回の患者さん②**
>
> 　風邪薬希望で来院した47歳女性．診療の終わりに「先生，中学生の娘が学校に行かずに困っています．朝全然布団から起きてこないんです．精神科や心療内科に連れて行ったほうがいいのでしょうか？」と質問された．どうやって回答したらいいか，あなたは困ってしまった．

1）不登校

　かつては登校拒否といわれていました．不登校という概念自体が日本特有のものかもしれません．日本では学校に通うことが当たり前になっていますが，諸外国ではホームスクーリングなども行われています．集団生活ができることが当たり前となっている日本の文化に馴染めない子どもたちがいる反面，社会に出ると集団生活を求められるため，学校生活は準備期間として重要な時期ともいえます．

　学校に行けない理由はさまざまであり，親や周囲の大人が登校することに過干渉にかかわると，

子どもたちは「大人はわかってくれない」と余計に閉じこもってしまうこともあります．

不登校に関しては特別なスキルが要求されるわけではありません．「学校に行けない」だけではない，その子自身の悩みに向き合い，彼らの意思を尊重してよりよい解決法を見つけられるよう手助けしていくことが大切です．

2）起立性調節障害（orthostatic dysregulation：OD）

立ちくらみやめまいは思春期女子の約半数が自覚する日常的な症状です．その多くは成長発達に伴う生理的な現象ですが，起立性調節障害（OD）が原因となっていることがあります．ODは軽症例を含めると，小学生の約5％，中学生の約10％です．重症は約1％です．不登校の約3〜4割にODを併存します．男：女＝1：1.5〜2とやや女児に多いです．好発年齢は10〜16歳で約半数に遺伝傾向があるといわれています[7]．

症状としては，立ちくらみ，朝起床困難，気分不良，失神や失神様症状，頭痛などです（表3）．症状は午前中に強く午後には軽減する傾向があります．症状は立位や座位で増強し，臥位にて軽減します．夜になると元気になり，スマホやテレビを楽しむことができます．夜に目がさえて寝られず，起床時刻が遅くなり，悪化すると昼夜逆転生活になることもあります．中等症や重症の多くは倦怠感や立ちくらみなどの症状が強く，朝に起床困難があり遅刻や欠席をくり返します[7]．

子どもの心理的ストレスを軽減することが最も重要ですが，ストレスを特定することは容易なことではありません．どのような生活をしているのか，本人と話ができる関係性，本人のプライバシーを保ちつつ，保護者や学校関係者との連携をとりながら見守る体制をとっていく必要があります．

親が，子どもの症状を「怠け癖」や，ゲームやスマホへの耽溺，夜更かし，学校嫌いなどが原因だと考えて叱責したり，朝に無理やり起こそうとして，親子関係が悪化していることがあ

表3 ◆ 診断方法（日本小児心身医学会　OD診断・治療ガイドライン2015）

1）立ちくらみ，失神，気分不良，朝起床困難，頭痛，腹痛，動悸，午前中に調子が悪く午後に回復する，食欲不振，車酔い，顔色が悪いなどのうち，3つ以上，あるいは2つ以上でも症状が強ければ起立性調節障害を疑います．
2）鉄欠乏性貧血，心疾患，てんかんなどの神経疾患，副腎，甲状腺など内分泌疾患など，基礎疾患を除外します．
3）新起立試験を実施し，以下のサブタイプを判定します．
　（1）起立直後性低血圧（軽症型，重症型）
　（2）体位性頻脈症候群
　（3）血管迷走神経性失神
　（4）遷延性起立性低血圧
　（近年，脳血流低下型，高反応型など新しいサブタイプが報告されているが，診断のためには特殊な装置を必要とする）
4）検査結果と日常生活状況の両面から重症度を判定する（ガイドラインを参照）．
5）「心身症としてのOD」チェックリスト（ガイドラインを参照）を行い，心理社会的関与を評価する．

（文献7より転載）

ります．本人と保護者に対して，ODは身体疾患であり，「気持ちのもちようだけでは治らない」と理解を促すことが重要です[7]．最近は家族会などでの集まりも各地で開かれており，参加するのもよいかもしれません．

診断・治療の詳細は，日本小児心身医学会ホームページやガイドラインを参照してください．

患者さん②のその後

娘さんにクリニックに来てもらい話を聞いたところ起立性調節障害が疑われた．病気について本人と母親に説明し，水分と塩分を多く摂ること，散歩をして筋力を維持すること，ゆっくり起き上がるなどの生活のコツを説明した．1カ月後母から「ちょっとずつ学校に行けるようになってきた．まさか病気だと思っていなかった」と連絡が届いた．

おわりに

思春期診療に苦手意識をもつ医師は多いと思います．思春期診療は特別な知識や経験が必要というよりも，1人の人間として扱い，プライバシーを保ちながら，家族と根気強く向き合っていく姿勢が一番大切なのかもしれません．

文 献

1) Marjoribanks J, et al：Nonsteroidal anti-inflammatory drugs for dysmenorrhoea. Cochrane Database Syst Rev, (7)：CD001751, 2015
2) 「産婦人科診療ガイドライン―婦人科外来編2017」(日本産科婦人科学会，日本産婦人科医会/編)，日本産科婦人科学会事務局，2017
3) 「Guidelines for Women's Health Care, Fourth Edition」(American College of Obstericians and Gynecologists)，pp607-613，2014
4) Takeda T, et al：Prevalence of premenstrual syndrome and premenstrual dysphoric disorder in Japanese women. Arch Womens Ment Health, 9：209-212, 2006
5) 「お母さんを診よう プライマリ・ケアのためのエビデンスと経験に基づいた女性診療」(中山明子，西村真紀/編)，pp186-196，南山堂，2015
   ↑ 非産婦人科の医師向けに女性の健康にどう関わるかについて書いた本です．月経についてだけでなく，妊娠・授乳についても書いていますので，手に取っていただければうれしいです．
6) Acne：DynaMed Plus　http://dynamed.com/home/features/speciality-content　(最終ログイン　2018/5/15)
7) 田中英高：小児の心身症-各論「(1) 起立性調節障害（OD）」，日本小児心身医学会ホームページ　http://www.jisinsin.jp/detail/index.htm　(最終ログイン　2018/9/4)
8) 林 伸和，他：日本皮膚科学会ガイドライン 尋常性痤瘡治療ガイドライン2017．日本皮膚科学会雑誌，127：1261-1302，2017　https://www.jstage.jst.go.jp/article/dermatol/127/6/127_1261/_pdf　(最終ログイン　2018/6/7)

プロフィール

中山明子　*Akiko Nakayama*

大津ファミリークリニック 院長
家庭医療専門医・指導医，思春期保健相談士
洛和会音羽病院・大津FC 総合診療研修プログラムとして，やる気に満ちあふれた若い先生方と楽しくお仕事させていただいています．4月からクリニックの院長となり，関西でよい総合診療医が育つようにお手伝いできればと思っています．
ウィメンズヘルスケアの医学書「お母さんを診よう」(南山堂) もぜひご参照ください．

特集　いつもの診療に"ちょこっと"プラス！外来でできる女性ケア

更年期症状からはじめる 女性支援

城向　賢

Point

- 更年期の女性の訴えに耳を傾けよう
- 鑑別疾患として「うつ病」「甲状腺疾患」を頭に入れておこう
- まずは生活指導や漢方療法から始めてみよう
- 「産婦人科への紹介ポイント」を押さえておこう

Keyword ▶ 更年期障害　　hot flush　　生活指導　　ホルモン補充療法（HRT）
　　　　　　　漢方療法

はじめに

　皆さんは「更年期障害」と聞くとどんなイメージでしょうか．よくわからない，大変そう，複雑，何となく苦手，そんな声が聞こえてくることがあります．実は患者さんも同じように「更年期障害」に対して漠然としたマイナスのイメージをもっている方は少なくありません．ある書籍では，「更年期」は成人以降の女性の人生を隔てる川に例えられ，女性にはその川を難なく渡る人もいれば，流れに足をとられたり，深みにはまって溺れそうになったりする人もいるとされます[1]．「更年期」の川で溺れている人に早く気づき，手助けすることで，女性やその家族がより幸せに過ごせるようになるのではないでしょうか．そのような考えから更年期症状からはじめる女性支援について考えていきたいと思います．

今回の患者さん

　42歳女性，アレルギー性鼻炎であなたの診療所外来に定期通院している．帰り際に「そういえば最近何となく疲れやすいし，肩は凝るし，眠れないし，先生，私って更年期障害でしょうか？」と聞かれた．あなたはとっさに聞かれ，「うーん，ちょっとそれは更年期障害とは違うのではないでしょうか」と答えたがイマイチ自信がもてなかった．

更年期障害とは何歳から起こるのでしょうか？ また，更年期障害かどうか診断するためにはどのように問診をしていくのがよいのでしょうか？

① 更年期の女性が困っていることを問診で拾うコツ

そもそも，更年期とは何歳から何歳までででしょうか？ 答えは，**更年期とは閉経前後5年間の計10年間の期間**[2]です．日本人の閉経の中央値は50[3]〜52[4]歳なので，**更年期はおおむね40歳代〜50歳代後半**と考えられます．

では，その更年期の女性に問診をする際に意識してみるとよいポイントを2つ紹介します．**何か主訴をもって来院された患者さんにはもちろんですが，慢性疾患で定期通院されている方にもぜひ聞いてみてください**．そこには隠れたニーズがあるかもしれません．日常診療における女性医療の実践には内診は必ずしも必要ないのです．

1）その1：更年期の女性の訴えに耳を傾けてみよう

当たり前のことですが，更年期の女性が来院された場合にはまず訴えをよく聞くことが重要です．まずは「どんなことで困っていますか？」「何か心配なことはありますか？」など，open-ended question を用いて，その女性が何に困っているのか，どんなことが心配なのか聞いてみましょう．

産婦人科のガイドライン[5]には，「多種多様な症状を示すのが更年期障害の特徴」と記載されています．一見，関係のなさそうな症状ももしかしたら更年期症状と関連しているかもしれません．

また，更年期障害は，卵巣からのエストロゲン低下による生物学的要因によるものだけでなく，心理学的・社会学的要因から複雑に成り立っていると考えられています[5]．よって，**図1**のような BPS モデル（bio-psycho-social model）[6] を意識しながら話を聞いてみるとよいでしょう．その症状の一因となるような悩みやストレスが聞ければ何かそれに対してもアプローチすることで，その女性の症状がよくなることもあるかもしれません．

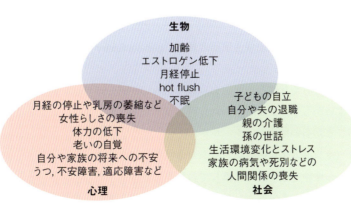

図1 ◆ BPS モデルを用いた更年期障害へのアプローチ

2）その2：具体的な症状を聞いてみよう

次に，具体的にどんな症状があるか詳しく聞いてみましょう．それには日本人における更年期症状の頻度を知っておく必要があります．

日本における更年期の三大症状はhot flush，身体症状（肩こり，易疲労感，頭痛，関節痛など），精神症状（不眠，イライラ，抑うつなど）です[5]．

よって，このhot flush，身体症状，精神症状の三大症状をメインに問診を進めていくとよいでしょう．また，多彩な症状を把握するために，日本人女性に多い更年期症状をまとめた評価表（表1）[5]を記入してもらい，そこから問診を進めるのもよいと思います．

> **hot flush**
>
> 平均4分ほど持続する胸部から顔面にかけての紅潮とほてりのことであり，動悸，汗，それに引き続く寒気を伴うこともあります[7]．閉経移行期に多く，欧米では65％に起こると報告されます[8]．一方，日本では欧米より頻度は低く[9]，重症なものは1割程度とされています[10]．リスク因子としては，肥満，喫煙，運動不足，低所得があります[8,11]．ぜひ，**禁煙，減量，生活習慣の改善**などと関連させて考えてみましょう．

日本における更年期症状の頻度は**図2**[2,12]に示す通りであり，肩こり，易疲労感，頭痛が上位にあがります．これらがエストロゲン欠乏による内分泌学的変化とどのように関連しているかは不明ですが，更年期の女性が悩まされる症状として多いということは非常に重要と思います．

一方，欧米では圧倒的にhot flushと腟症状が多いことはよく知られています．腟症状は日本人には少ない[9]とされていますが，密かに悩んでいる可能性はあります．「更年期の方でおしもの違和感や夫婦生活のときの痛みで困る方もいらっしゃいますが，お困りのことはありませんか？」などと聞いてみるのがよいでしょう．

> **腟症状**
>
> 腟の乾燥感や違和感，痒み，性交痛を訴えます．尿意切迫感，頻尿などの泌尿器症状を伴うこともあります[7]．一般的には閉経後に発症し，加齢により頻度が増加し，閉経後の女性の47％に発症すると報告されます[13]．**最近では更年期における腟や泌尿器症状をまとめて，閉経後泌尿生殖器症候群（genitourinary syndrome of menopause：GSM）と表現しています**[14]．
>
> 腟症状を訴えた場合には，自施設で扱うのが難しければ，婦人科への受診を勧めてみてもよいかもしれません．なお，腟症状の治療に関しては，エストロゲン腟錠が用いられることが多いです[15]が，エストロゲン腟錠は市販保湿剤と同等の効果という結果のRCT（ランダム化比較試験）もあります[16]．その患者さんの希望が一番重要ですが，子宮頸がん検診を定期的に受診しており，不正性器出血などがなければ，まずは市販の保湿剤で経過をみるのもよいかもしれません．

表1 ◆ 日本人女性の更年期症状評価表

症状	症状の程度		
	強	弱	無
1. 顔や上半身がほてる（熱くなる）			
2. 汗をかきやすい			
3. 夜なかなか寝付かれない			
4. 夜眠っても目をさましやすい			
5. 興奮しやすく，イライラすることが多い			
6. いつも不安感がある			
7. ささいなことが気になる			
8. くよくよし，ゆううつなことが多い			
9. 無気力で，疲れやすい			
10. 目が疲れる			
11. ものごとが覚えにくかったり，物忘れが多い			
12. めまいがある			
13. 胸がどきどきする			
14. 胸がしめつけられる			
15. 頭が重かったり，頭痛がよくする			
16. 肩や首がこる			
17. 背中や腰が痛む			
18. 手足の節々（関節）の痛みがある			
19. 腰や手足が冷える			
20. 手足（指）がしびれる			
21. 最近音に敏感である			

（文献5より転載）

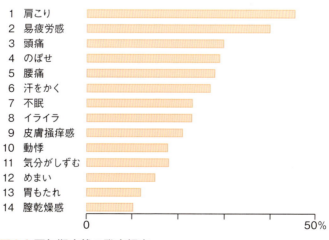

図2 ◆ 更年期症状の発症頻度
（文献2より引用）

産婦人科への紹介ポイント

子宮頸がん検診を受診していない場合，不正性器出血（月経時以外の出血）を認めた場合，腟症状が強い場合は産婦人科受診を勧めよう

3）その3：月経歴を聞いてみよう

意外と忘れてしまいがちなのは月経歴ですね．初経後の女性を月経などの指標により10段階に分類したSTRAW＋10というステージ分類（表2）があります[17]．このステージ分類によると**閉経移行期の前には月経量や周期のわずかな変化があり，その後，月経不順を経て，60日以上の無月経となり，閉経を迎えます．**

よって，「最終月経はいつですか？」「最近の月経周期や量は以前と比べていかがでしょうか？」などと聞くのがよいでしょう．「最近は月経がいつもより早く来るようになりました」「量が多いときと少ないときがあります」などの返答があれば，更年期の可能性が高くなると考えられます．

ここが女性診療のポイント

月経量や月経周期の変化が持続する場合は更年期の始まりの可能性を考えよう

表2 ◆ STRAW＋10のステージ分類

Stage	－5	－4	－3b	－3a	－2	－1	＋1a	＋1b	＋1c	＋2
	生殖期				閉経移行期		閉経後			
用語	初期	中期	後期		初期	後期	初期			後期
					周閉経期					
期間	さまざま				さまざま	1～3年	2年（1＋1）		3～6年	それ以降
主な定義										
月経周期	変動的～規則的	規則的	規則的	月経量や周期のわずかな変化	月経不順 7日以上のずれ	60日以上の無月経				
特徴的な所見										
症状					月経量や周期のわずかな変化	hot flush	hot flush（最多）			閉経後泌尿生殖器症候群の増加

（文献17より引用）

❷ その患者さんの診断は更年期障害ですか？

更年期障害には，明確な診断基準や特異的な検査はなく，臨床的に診断します．その際に重要なことはいかに更年期障害らしいかを考えることと，鑑別診断をしっかり行うことです．主な更年期症状とその鑑別は**表3**[18]に示した通りです．鑑別するうえで重要なのは**甲状腺疾患とうつ病**です[5]．

甲状腺疾患に関しては甲状腺機能亢進症・低下症ともに鑑別疾患にあげられます．更年期は甲状腺疾患発症の好発年齢であり，閉経後女性の2.4％が臨床的に問題となる甲状腺機能異常を有し，23.2％が潜在性甲状腺機能異常を有するとされます[19]．以上のことを考慮したうえで，**甲状腺疾患が疑われる場合や治療がうまくいかないときはTSH（甲状腺刺激ホルモン）を測定しましょう．**

うつ病に関しては，見逃してしまうと最悪の転機をたどってしまう疾患であるため特に注意が必要です．実際には，閉経移行期から閉経まではうつ病発症のリスクが高いことがわかっています[20]．リスク因子は**表4**の通りであり，なかでもうつ病の既往と月経前症候群の既往は重要とされ，問診で必ず確認しておきたいところです．

そして，うつ病のスクリーニングには2質問法（PHQ-2）を用い，陽性の場合はPHQ-9を施行することが推奨されています[21]．詳細は別稿「一歩進んだ女性のメンタルヘルスケア」をご参照ください．

> **ここがピットフォール**
> 更年期障害の鑑別として「甲状腺疾患」と「うつ病」は常に頭に入れておこう

表3 ◆ 更年期症状とその鑑別

症状	鑑別疾患
hot flush	甲状腺機能亢進症，パニック障害，褐色細胞腫，カルチノイド腫瘍，薬剤性（選択的エストロゲン受容体モジュレーター，抗精神病薬，抗うつ薬，違法薬物，カフェイン過剰摂取，アルコールなど）
閉経後泌尿生殖器症候群（GSM*）	接触性皮膚炎，皮脂欠乏症，カンジダなどの性器感染症，膀胱炎，過活動膀胱，硬化性萎縮性苔癬，シェーグレン症候群，糖尿病などの陰部異常感覚，悪性腫瘍など
精神症状その他	うつ病などの精神疾患，甲状腺機能低下症，副腎機能低下症，身体表現性障害，慢性疲労症候群，職業性など（心理社会的な要因を軽視しない）

（文献18より引用，*は筆者により追加）

表4 ◆ 閉経移行期にうつ病を発症するリスク因子

分類	リスク因子
人種や社会背景	白人，低学歴
精神的問題	うつ病の既往，月経前症候群の既往，他の精神疾患の合併
心理社会的問題	ストレスとなるイベント，不健康な生活，夫婦間の問題，加齢や更年期に対する不安
閉経関連	ひどい更年期障害（hot flushや身体症状），閉経移行期（閉経後はリスク因子ではない），長い閉経移行期（27カ月以上），手術による閉経

（文献20を参考に作成）

❸ 内科で行う更年期症状ケア

1) 非薬物療法

　内科外来でまず今日からできる治療としては非薬物療法，**生活指導**です．hot flushは暖房やドライヤーの使用などの環境により誘発されることがわかっています．よって，室内気温を下げる，扇風機を使用する，体温調整しやすいように通気性のよい衣服を重ね着する，アルコール・カフェイン・辛いものを避ける，冷たい飲みものを摂る，などにより，hot flushの頻度を下げられるでしょう[22]．また，肥満があれば，減量することでhot flushは改善します[23]．喫煙，運動不足はhot flushのリスク因子であり，これを機に禁煙，運動などを勧めてみましょう．なお，大豆やハーブなどの健康食品が更年期症状によいかどうかの統一した結論は出ていません．

2) 薬物療法

a) ホルモン補充療法

　更年期障害の治療の難しさの一因となっているホルモン補充療法（HRT）に関しては，内科外来における管理が難しい場合があるため，今回は簡単に触れておきます．

　まず，更年期障害の主な原因であるエストロゲン（E：estrogen）欠乏に対して外部からエストロゲンを補充することでその症状を緩和するという考えに基づいています．実際にエストロゲン投与はhot flushに最も効果的な治療法であることが確立しています．その他，不眠，腟乾燥感，精神症状（イライラや不安など）も改善させるとされています[24]．

　ただし，エストロゲンは子宮内膜増殖作用があり単独投与を継続すると子宮体がんの発症リスクが上昇するため，子宮がある場合には子宮内膜に対して増殖拮抗作用のある黄体ホルモン（P：progestin）を併用し，子宮体がんの発症を防ぐ必要があります[25]．また，HRTには図3[26, 27]のようなイベントの増減があることがわかってきています．

　現在は，HRTは投与対象者や投与方法を個別的に選択することで，リスクを抑え，有効に女性の健康を向上させることが期待されています．

b) 漢方療法

　漢方療法は日本で更年期障害に対して一般的に広く用いられている治療です．日本人女性は乳がんや血栓症に対する不安から，HRTではなく漢方を希望している女性は少なくありません[28]．また，漢方はHRTよりもずっと前から更年期障害の治療に用いられ，薬局などで市販されていることからも，認知度は高く，親しみがあるようです．治療としてよく用いられる漢方製剤としては，**当帰芍薬散**，**加味逍遙散**，**桂枝茯苓丸**であり，**婦人科三大処方**と呼ばれます．実際に更年期外来における漢方療法のうち多くの検討でこの3剤が50～70％を占めるとされており[29]，まずはこの3剤の使い分けを知っていればよいでしょう（表5）．

　漢方療法は長所として，知名度が高く，副作用が少なく，1剤で幅広い対応が可能なことがあります．一方，短所としては効果のエビデンスが少なく，使い分けが困難，長期（8～12週間）の内服が必要，飲みにくいことなどがあります[2]．内科外来でも漢方は比較的処方しやすいため，更年期障害の治療においては第一選択として考えてもよいでしょう．

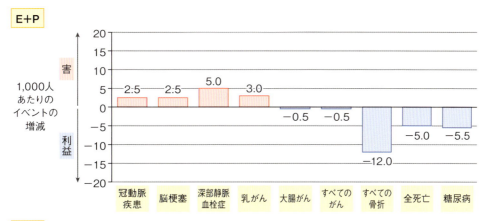

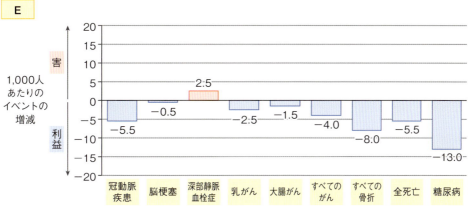

図3 ◆ 50〜59歳の女性に5年間ホルモン補充療法を施行した際の1,000人あたりのイベント増減

E：結合型エストロゲン，P：酢酸メドロキシプロゲステロン
（文献25を参考に作成）

ここが女性診療のポイント

更年期障害の漢方治療は「婦人科三大処方」である「当帰芍薬散」「加味逍遙散」「桂枝茯苓丸」から始めてみよう

産婦人科への紹介ポイント

hot flushの症状が漢方療法でよくならない場合はHRTの適応を考慮して産婦人科へ紹介しよう

表5 ◆ 更年期障害における漢方の選択の目安

漢方	証	目安となる症状や所見	イメージ
当帰芍薬散	虚証（色白，痩せ型）	虚弱で冷え症，貧血の傾向，疲労しやすい，下腹部痛，頭重感，めまい，肩こり，動悸	頭重感／肩こり／色白／冷え症／動悸／冷え症
加味逍遙散	中間証	体力は中等度以下，のぼせ，肩こり，疲れやすい，精神不安やいら立ち，便秘傾向	のぼせ／肩こり／便秘／・不安・イライラ
桂枝茯苓丸	実証（がっちり）	比較的体力があり，時に下腹部痛，肩こり，頭重感，めまい，のぼせ，足は冷える	のぼせ／頭重感／めまい／肩こり／足は冷える

（文献30，31を参考に作成）

患者さんの経過・その後

あなたはGノートで更年期障害について勉強して，次の外来で症状について詳しく聞いてみることにしました．すると，最近は仕事が忙しく残業続きであり，疲れやすく，自分の体調に自信がなくなっていたことがわかりました．また，夫とは長男の大学受験の件でケンカが多くなってイライラが溜まり，夜の不眠の原因はイライラとほてりだったようです．月経はもともと28日周期でしたが最近は24～26日周期となっていました．

3カ月前に受診した人間ドックでは異常はなく，今回の外来の診察でも異常はありませんでした．あなたは，更年期障害の可能性があることを伝え，更年期障害のよくある症状やそれに対する日常における注意点や薬物治療の選択肢を詳しく説明しました．患者さんは「やっぱりそうなのね，何か別の重い病気でないのであればよかったわ」と言って，安心して帰りました．

まとめ

更年期障害といっても症状は人によって違うため，診断や治療は決まったものはありません．だからこそ，患者さんと真摯に向き合い，疾患（disease）だけでなく病い（illness）としての体験を共有し，その問題をともに解決していくという共通基盤を見出していくのが重要です．そう，「患者中心の医療の方法」が重要なのです．患者さんの一番近くで寄り添いながら，「BPSモデル」を用いてアプローチし，「患者中心の医療の方法」を実践することができる，そんな総合診療医こそが更年期障害で悩める女性の支援者なのではないでしょうか．

文 献

1) 「おひとりさまの更年期」（田中奈保美／著），主婦の友社，2009
2) 「女性医学ガイドブック 更年期医療編 2014 年度版」（日本女性医学学会／編），金原出版，2014
3) 望月真人，他：教育・用語委員会報告「本邦女性の閉経年齢について」に関する委員会提案理由．日本産科婦人科学会雑誌，47：449-451，1995
4) Yasui T, et al：Factors associated with premature ovarian failure, early menopause and earlier onset of menopause in Japanese women. Maturitas, 72：249-255, 2012
5) 「産婦人科ガイドライン―婦人科外来編 2017」（日本産科婦人科学会，日本産婦人科医会／編），日本産科婦人科学会事務局，2017
6) Engel GL：The need for a new medical model: a challenge for biomedicine. Psychodyn Psychiatry, 40：377-396, 2012
7) Grady D：Clinical practice. Management of menopausal symptoms. N Engl J Med, 355：2338-2347, 2006
8) Gold EB, et al：Relation of demographic and lifestyle factors to symptoms in a multi-racial/ethnic population of women 40-55 years of age. Am J Epidemiol, 152：463-473, 2000
9) Avis NE, et al：Is there a menopausal syndrome? Menopausal status and symptoms across racial/ethnic groups. Soc Sci Med, 52：345-356, 2001
10) 「女性総合外来―基礎と実践」（麻生武志／編），文光堂，2007
11) Whiteman MK, et al：Smoking, body mass, and hot flashes in midlife women. Obstet Gynecol, 101：264-272, 2003
12) 廣井正彦：生殖・内分泌委員会報告（更年期障害に関する一般女性へのアンケート調査報告）．日本産科婦人科学会雑誌，49：433-439，1997
13) Dennerstein L, et al：A prospective population-based study of menopausal symptoms. Obstet Gynecol, 96：351-358, 2000
14) Portman DJ & Gass ML：Genitourinary syndrome of menopause: new terminology for vulvovaginal atrophy from the International Society for the Study of Women's Sexual Health and the North American Menopause Society. Menopause, 21：1063-1068, 2014
15) Bachmann G & Santen RJ：Treatment of genitourinary syndrome of menopause (vulvovaginal atrophy). UpToDate®, 2018（2018 年 5 月 19 日アクセス）
16) Mitchell CM, et al：Efficacy of Vaginal Estradiol or Vaginal Moisturizer vs Placebo for Treating Postmenopausal Vulvovaginal Symptoms: A Randomized Clinical Trial. JAMA Intern Med, 178：681-690, 2018
17) Harlow SD, et al：Executive summary of the Stages of Reproductive Aging Workshop + 10: addressing the unfinished agenda of staging reproductive aging. Menopause, 19：387-395, 2012
18) 水谷佳敬：プライマリ・ケア医のための「更年期障害」総論．治療，99：365-370，2017
19) Schindler AE：Thyroid function and postmenopause. Gynecol Endocrinol, 17：79-85, 2003
20) Clayton AH & Ninan PT：Depression or menopause? Presentation and management of major depressive disorder in perimenopausal and postmenopausal women. Prim Care Companion J Clin Psychiatry, 12：PCC.08r00747, 2010
21) Thibault JM & Steiner RW：Efficient identification of adults with depression and dementia. Am Fam Physician, 70：1101-1110, 2004

22) Kaunitz AM & Manson JE：Management of Menopausal Symptoms. Obstet Gynecol, 126：859-876, 2015
23) Huang AJ, et al：An intensive behavioral weight loss intervention and hot flushes in women. Arch Intern Med, 170：1161-1167, 2010
24)「ホルモン補充療法ガイドライン2017年度版」(日本産科婦人科学会，日本女性医学学会/編)，日本産科婦人科学会，2017
25) Rossouw JE, et al：Risks and benefits of estrogen plus progestin in healthy postmenopausal women: principal results From the Women's Health Initiative randomized controlled trial. JAMA, 288：321-333, 2002
26) Manson JE, et al：Menopausal hormone therapy and health outcomes during the intervention and extended poststopping phases of the Women's Health Initiative randomized trials. JAMA, 310：1353-1368, 2013
27) Manson JE & Kaunitz AM：Menopause Management--Getting Clinical Care Back on Track. N Engl J Med, 374：803-806, 2016
28) 三羽良枝：わが国の女性がHRTについてどのようにとらえているか教えて下さい．産科と婦人科，81：1427-1434, 2014
29) 牧田和也：更年期障害の治療の現状 慶應義塾大学病院および関連施設のアンケート調査から．産婦人科漢方研究のあゆみ，18：64-66, 2001
30) 新井一郎：婦人科疾患に対するエビデンス(1) —桂枝茯苓丸，当帰芍薬散．月刊薬事，58：2935-2947, 2016
31) 髙松 潔，小川真里子：更年期障害に対する漢方．産科と婦人科，81：1355-1361, 2014

プロフィール 城向 賢 *Ken Joko*

菊川市立総合病院 産婦人科
静岡家庭医養成プログラム 指導医
現在は主に静岡県菊川市で産婦人科医・家庭医として，学生・初期研修医・家庭医レジデントや多くの仲間と楽しく「子宮から天国まで」携わる家庭医療を実践しています．興味がある方はぜひいつでも見学へどうぞ！

特集 いつもの診療に"ちょこっと"プラス！外来でできる女性ケア

内診なしでできる妊婦さん・お母さんケア

髙多佑佳

Point

- 「妊娠中・授乳中の女性」への苦手意識を払拭しよう！
- 非産婦人科医が解決できることがたくさんある！
- 安心して診るために禁忌・red flagsを確認しよう！
- 多科・多職種で連携して，ハイリスクな妊産婦さんを救おう！

Keyword ▶ 苦手意識の払拭　他科・他職種との連携

はじめに

　妊産婦さんが受診する診療科＝産婦人科のイメージがありますが，彼女らが抱えるトラブルのうち，大半は内診なく解決できる問題であり，プライマリ・ケア医が得意な分野であることが多いです．妊娠にまつわる特殊な生理，病態と禁忌を押さえれば，特別な苦手意識をもつことなく対応できます．当院では家庭医が妊婦健診，産後健診や，産婦人科当直の一部を担っており，産婦人科医と連携しながら，「女性診療」「妊娠」「授乳」などの問題に対応しています．

① プライマリ・ケアでみる妊婦さんケア

今回の患者さん①

「妊娠10週です．上の子が昨日インフルエンザと診断されました．私も今朝から喉がイガイガします．インフルエンザの治療をした方がよいでしょうか？」

> **妊産婦さんのケアのコツ！**
> ・薬剤は禁忌薬を避ければ，使用できる薬剤は多い．用法用量は正常成人と同じ．
> ・まず患者さんの解釈モデル，希望をよく聞く
> ・妊娠中の検査や治療に関する正確な情報を伝える
> ・本人の納得のいく治療選択をサポートする

　患者さんはインターネットや周囲の人のアドバイスによる誤認識によって，過剰な不安を抱いたり，必要な治療を拒否してしまったりすることがあります．また，後々「あのとき私が風邪をひいたから…あの薬を飲んだから…」と，たとえ因果関係がなくとも自責・後悔をされる方もいるため，上記のような相談はステップを丁寧にふむ必要があります．

1) 一般の診察と異なる点

　前述の患者さん①の場合，インフルエンザとして治療をすべきかどうか考えるうえで一般成人の診察と異なる点は，① 妊娠による免疫の変化（重症化しやすい，compromised host），② 妊娠初期の薬剤感受性の高い時期（表1）であることです．妊婦さんをインフルエンザと診断した場合は，週数に関係なく抗インフルエンザ薬による治療が推奨されています[1, 2]．また，インフルエンザ患者と濃厚接触した場合，抗インフルエンザ薬による予防投与が推奨されています[2]．

　胎児が薬剤感受性の高い時期での薬剤使用は，安全性についてのデータが不十分なことも多く，患者さんだけでなく医療者ともども，不安が多いのが実情です．治療説明の際，「100％安全な薬はありません」と添えることは必要でしょう．しかし，根拠なく薬剤内服をさせない，ということは避けなくてはいけません．妊婦さんの治療は原則母体優先ですが，症状の程度，疾患の種類により，ご本人の納得のいく選択が不可欠です．筆者は短期最小限（用量は一般成人と同量）を原則に，ご本人と有益性について話し合い，処方するようにしています．

　また，妊婦さんに検査や処方をしたときには，それらのデータをご本人に渡し，産婦人科の主治医に伝えるように勧めるとよいでしょう．女性診療に関する勉強会に参加し，相談しやすい産婦人科医を探しておくこともお勧めです．

2) red flagsに注意する

　妊娠中に頻度の高い訴えは多岐にわたりますが，必ずred flagsがないかを確認し，重篤な病気を除外する必要があります．そして，妊娠に伴う自然の変化（表2）だとしても，母体の状

表1 ◆ 妊娠週数と薬・放射線被曝の胎児への影響まとめ

妊娠週数	受精	10日	3週	4週	8週	10週	12週	13週	27週
所見				妊娠反応陽性					
薬の影響	all or noneの法則			催奇形性に注意	小奇形に注意			胎児機能障害に注意	
放射線の影響	all or noneの法則			50 mGy未満では奇形発生率は上昇しない			100 mGy未満では影響しない		

（文献1より引用）

表2 ◆ 妊娠に伴う生理的変化や自覚症状

- 全身：体重変化，睡眠変化，倦怠感
- 皮膚：掻痒感，色素沈着，皮膚線条
- 頭頸部：鼻炎，歯肉炎，顔面紅潮
- 胸部：乳房変化，循環血漿量増加と腹部からの胸郭圧迫による息切れ
- 腹部：消化器症状（悪心嘔吐，食欲や嗜好の変化，胃食道逆流，便秘），泌尿器症状（頻尿，切迫性・溢流性尿失禁）
- 筋骨格：腰痛，骨盤痛，靭帯牽引痛
- 血管：静脈瘤，浮腫，痔

表3 ◆ ヒトで催奇形性，胎児毒性が報告されている薬剤

用途	薬剤名	児への影響
解熱鎮痛薬	NSAIDs	妊娠後期：羊水過少・動脈管収縮
鎮咳薬	リン酸コデイン	分娩前：多動・神経過敏・不眠
抗菌薬	アミノグリコシド系 ピボキシル基含有物 ニューキノロン系 テトラサイクリン系	先天性聴力障害 低カルニチン血症 発育抑制・骨格異常 歯牙の着色・エナメル質形成不全
うがい薬	ヨード系	頻回の使用で甲状腺機能低下
ステロイド	デキサメタゾン・ベタメタゾン	妊娠初期（大量）：口蓋裂リスク
降圧薬	ARB・ACE阻害薬	腎障害・羊水過少・肺低形成
血糖降下薬	SU・ビグアナイド系	低血糖・催奇形性
抗凝固薬	ワルファリン	軟骨異栄養症・中枢神経系異常
ビタミン	ビタミンA（大量）	催奇形性
湿布	NSAIDs	動脈管早期閉鎖・羊水過少

（文献3を参考に作成）

表4 ◆ 検査別，推定される胎児の被曝線量

検査方法	平均被曝線量（mGy）	最大被曝線量（mGy）
単純撮影		
頭部	0.01以下	0.01以下
胸部	0.01以下	0.01以下
腹部	1.4	4.2
腰椎	1.7	10
骨盤部	1.1	4
排泄性尿路造影	1.7	10
消化管造影		
上部消化管	1.1	5.8
下部消化管	6.8	24
CT検査		
頭部	0.005以下	0.005以下
胸部	0.06	0.96
腹部	8	49
腰椎	2.4	8.6
骨盤部	25	79

（文献1より転載）

態を著しく損なう症状については検査や薬物治療を考慮します．添付文章上は妊娠中に禁忌となっている薬がたくさんありますが，実際に使ってはいけない薬は限られています（表3）．また，妊娠中のX線撮影やCT検査も，放射線被曝量は少なく安全に施行できる場合が多いです（表4）．

なお，red flagsにかかわる重要な疾患として妊娠高血圧症候群（HDP：hypertensive disorders of pregnancy）があり，さまざまな臓器障害や合併症をきたし，最悪の場合，母体や胎児の予後にかかわります[4]．日本妊娠高血圧学会が国際基準に沿う形で妊娠高血圧症候群の名称・

表5 ◆ 妊娠高血圧症候群（HDP）の定義およびHDP関連疾患を疑う症状・所見

妊娠時に高血圧を認めた場合は妊娠高血圧症候群とする．
（英語圏に合わせ，略語表記は「PIH」ではなく「HDP」を使用する）

定義変更時，強調されたポイント

- 「軽症」の用語は削除：「ハイリスクではない」という誤解を与えないため．
- 蛋白尿の多寡による重症分類は行わない：少量でも急激な増悪が起こり得る．
- 以下の症状を呈する場合には重症化とみなす．
  収縮期血圧 ≧160 mmHg
  拡張期血圧 ≧110 mmHg
  妊娠高血圧腎症，加重型妊娠高血圧腎症において，母体の臓器障害（進行する脳，肝，腎，血液凝固障害など．持続する右季肋部痛，心窩部痛や，新たな痙攣，視野障害，頭痛などは，それらを示唆する症状の恐れあり）または子宮胎盤機能不全を認める場合．

（文献4を参考に作成）

定義を変更し，2018年5月，日本産科婦人科学会でも承認されました．変更の際強調されたポイントを表5に示します．

> **妊娠中のred flags！**
> 胎動減少，腹部の張り・痛み，破水感，性器出血，高血圧，表5のような症状がある場合には産婦人科医へのコンサルトを

プライマリ・ケアでみるお母さんケア

> **今回の患者さん②**
>
> 第2子を帝王切開で出産後，1カ月健診で受診．体調について尋ねると「大丈夫です」と短く答えるが，表情は硬く暗い．エジンバラ産後うつ病質問票（EPDS）（表6）は9点であった．「ご自分の睡眠はとれていますか？ 育児は大変だと思いますが，いかがですか？」と促すと，「産後，夫の両親と同居している自宅に退院した．1人目より小柄で授乳がうまくいかず，夜特によく泣く．1時間おきか，ほとんど徹夜で頻回授乳をしていたのに，健診では赤ちゃんの体重が増えておらず，ショックだった．家では義母の干渉が多く，夜泣きをすると"母乳が足りていないのね""どこかおかしいんじゃないかしら"と言われたり，痛み止めを飲もうとすると"赤ちゃんに悪い影響ないの？"と言われたりして辛い．夫は義母に何も言ってくれない．そもそも夫が強く望んだ2人目だったのに，育児はほぼすべて自分だけでしている」と泣き出した．

> **お母さんのケアのコツ！**
> ・安易に「断乳」もしくは「薬は禁止」と言わない
> ・育児環境を把握しよう！（ケアの選択，合意形成に役立ちます）
> ・red flagsが隠れていないか，もう一度確認しよう！（育児に必死で，自分の異変に気づけないお母さんもいます）

表6 ◆ うつスクリーニング

① エジンバラ産後うつ病質問票（EPDS）

産後うつ病をスクリーニングするために開発された自己記入式の質問表．
今日では妊娠中から使用され，妊婦ならびに出産後1年未満の女性を対象に使用[5, 6]．日本人では9点以上をスクリーニング陽性と判断．

② 2質問法[7]

過去1カ月間に下記の2つのうちどちらかでも該当すれば陽性と判断．
「訳もなく悲しくなったり，涙を流したりすることがありますか？」（気分の落ち込み）
「これまで楽しみだったことが楽しめなくなったり，興味がなくなったりしていますか？」（興味や喜びの喪失）

①や②がスクリーニング陽性の場合，うつ病ハイリスクとして，精神科へのコンサルトを考慮します．特に，EPDSの自殺企図・自傷行為についての項目が陽性の場合は速やかな紹介を行います．また，たとえ上記の点数や質問にが完全に該当せずとも，不眠，焦燥感が強い，育児に意欲がわかない，元気がない，逆にハイテンションであるなどの様子がみられる場合には，精神疾患の合併の可能性もあり，精神科とのすみやかな連携が必要です．

（文献5〜7を参考に作成）

　この患者さん②をとり巻く問題点はいくつもあげられますが，メンタルおよび身体的ケアのために，母体の睡眠を確保するためのレスパイト入院（公的補助が出る自治体も増えています），育児や授乳のサポート，薬剤治療に関する家族の誤解や干渉を解消すること，家庭内のコミュニケーションの問題を調整するための保健師との連携など，すぐにできることから順に介入を行いました．実際，彼女は1泊のレスパイト入院を活用し，その際よく睡眠をとることや，育児不安・授乳のサポートを受けただけで幸い気持ちの安定を得られ，育児を継続することができました．

　産後のメンタルケアを手厚く行う専門職やサービスの整っている病院は限られており，日本の多くの地域ではまだまだ不十分です．特に，精神科領域の専門家との連携が課題となっています（周産期うつ病に関しては別稿「一歩進んだ女性のメンタルヘルスケア」参照）．

　以降，産後女性において，特に気をつけるべき症状（red flags）について解説します．

1）元気がない，発熱の場合

　元気がない，様子がおかしいといった場合には前述の患者さんのような産後うつ病や産褥精神病の場合があるためすみやかな評価が必要になります．

　また，産褥期の発熱は乳腺炎や子宮内膜炎の可能性があります．妊娠中と同様に，授乳中に使用できる薬はたくさんあります（表7）．

　乳腺炎は重症化する前の早期の介入が肝要です．助産師による適切な授乳・乳房ケアの確認と，化膿性の場合は切開・ドレナージの必要性の有無を診断します．ドレナージが必要な膿瘍形成の検索には超音波検査が有用です[8]．乳腺炎では，抗菌薬や鎮痛薬を使用している間も，授乳は原則継続することをお勧めします（母乳確立後の急な断乳は母児ともに困難なことが多いこと，授乳がドレナージの役目も果たすこと，が理由です）．しかし，授乳行為が精神的負担を強めている場合や，鎮痛薬を使用していても痛みが強く，授乳困難である場合，授乳による刺激が乳房緊満を助長しすぎる場合，乳頭の形状が乳汁鬱滞を起こしやすい場合，授乳禁忌薬剤（表8）での加療が必要不可欠な場合などは，断乳も選択肢とした個別の対応が必要です．

表7 ◆ 授乳中に使用できる薬剤一覧（禁忌とされていないもの）

解熱鎮痛薬	カロナール®, イブプロフェン, ロキソニン® など
抗インフルエンザ薬	タミフル®, リレンザ, イナビル®
抗菌薬	ペニシリン系, セフェム系, マクロライド系
抗ヘルペス薬	アシクロビル, バルトレックス®
喘息治療薬	短時間作用性β_2刺激薬, 長時間作用性β_2刺激薬, ロイコトリエン受容体拮抗薬, ステロイド吸入, 短期のステロイド内服・点滴
甲状腺治療薬	チラーヂン®, チウラジール®, メルカゾール®
片頭痛治療薬	イミグラン®, マクサルト® など
抗めまい薬	メリスロン®
抗アレルギー薬	ポララミン®, アレグラ®, アレロック®, ジルテック® など
上気道炎対症療法	メジコン®, ムコダイン® など
胃腸炎対症療法	乳酸菌製剤, ナウゼリン®, ロペミン®, フェロベリン®
胃薬	ガスター®, タケプロン®, ムコスタ®, ブスコパン® など
便秘薬	酸化マグネシウム, プルゼニド®, ラキソベロン®
睡眠導入薬	マイスリー® などの短時間作用のもの　依存性注意
点鼻, 点眼, 点耳, 貼付, 外用薬	

（文献3より引用）

表8 ◆ 授乳中に使用が望ましくない薬剤

授乳中の治療に適さない	アミオダロン 抗癌剤（数日間授乳を控える等の対応）
乳児の曝露レベルが比較的高い	フェノバルビタール エトスクシミド プリミドン リチウム ヨード製剤
放射性アイソトープ	甲状腺機能亢進症の治療目的 一部の診断用アイソトープ（半減期に応じて個別対応）
乳汁分泌を抑制する	ブロモクリプチン エルゴタミン（子宮収縮用のメチルエルゴタミンを除く） 経口避妊薬（とくに産後6週未満）
その他	覚醒剤, 麻薬 薬物過量内服 アルコール, タバコ

（文献3より引用）

2）胸痛，呼吸苦の場合

　　胸痛・呼吸苦の場合は周産期心筋症，肺塞栓症（深部静脈血栓症）の可能性があり，すみやかな初期評価を行い，他科と連携して治療を行います．

　　産後12週以内に140/90 mmHg以上の高血圧を認めた場合，産褥期妊娠高血圧症候群の可能性があり，臓器障害や合併症のリスクとなるため，産婦人科への紹介が必要です．

　　また，日本では，妊娠・分娩に伴う骨盤底筋群の損傷や排泄・性機能障害に対する骨格・骨

盤底ケアなどが十分に行われていません．骨盤臓器脱や尿失禁の予防や治療では，理学療法士を含めた多職種の連携が欠かせません．プライマリ・ケアの現場では，積極的に症状を問診することが推奨されています[9]．

 産後女性のred flags！[1)]
元気がない，発熱，胸痛・呼吸苦，高血圧には要注意！

おわりに

「妊娠・授乳中である」という理由で，産婦人科以外の医療機関に受診や処方を断られることはままあります．妊娠中や，乳幼児や小さな子連れの時，受診できる医療機関を長時間探すこと，受診をためらうことで，重症化につながるおそれがあります．妊産婦さんの診療には，本文中にもあるよう，多科・多職種の連携が欠かせません．日常からのジェネラリストと産婦人科との密な連携体制が，妊産婦さんの安全を守るために重要です．

文献

1) 「産婦人科診療ガイドライン─産科編2017」（日本産科婦人科学会，日本産婦人科医会／編），日本産科婦人科学会事務局，2017
2) Fiore AE, et al：Antiviral agents for the treatment and chemoprophylaxis of influenza --- recommendations of the Advisory Committee on Immunization Practices（ACIP）. MMWR Recomm Rep, 60：1-24, 2011
3) 「女性の救急外来 ただいま診断中！」（井上真智子／編，柴田綾子，水谷佳敬／著），中外医学社，2017
4) 日本妊娠高血圧学会：妊娠高血圧症候群 新定義・臨床分類．2018
http://www.jsshp.jp/journal/pdf/20180625_teigi_kaiteian.pdf
5) 「EPDS活用ガイド─産後うつ病スクリーニング法と産後健診での正しい対応」（岡野禎治／監，宗田聡／著），南山堂，2017
6) 日本産婦人科医会：妊産婦メンタルヘルスケアマニュアル．2017
7) Howard LM, et al：Antenatal and postnatal mental health: summary of updated NICE guidance. BMJ, 349：g7394, 2014
8) Dixon JM：Lactational mastitis. UpToDate®, 2018.
9) O'Reilly N, et al：Screening for Urinary Incontinence in Women: A Recommendation From the Women's Preventive Services Initiative. Ann Intern Med.［Epub ahead of print 14 August 2018］

妊娠・授乳中に使用できる薬剤に関するリソース

- 「産婦人科診療ガイドライン─産科編」（日本産科婦人科学会，日本産婦人科医会／編），pp72-89，日本産科婦人科学会事務局，2017
- 「妊婦・授乳婦の薬 改訂2版」（杉本充弘／編著），中外医学社，2018
- 「薬物治療コンサルテーション 妊娠と授乳 改訂2版」（伊藤真也，村島温子／編），南山堂，2014
- 国立成育医療研究センター：妊娠と薬情報センター　https://www.ncchd.go.jp/kusuri/
- The Organization of Teratology Information Specialists　https://mothertobaby.org
- 「Drugs in Pregnancy and Lactation, 11th ed.」（Briggs GG, et al），WOLTERS KLUWER, 2017
  ↑ 英語のみですがスマートフォン・タブレット用の無料アプリケーションがあります．

プロフィール　髙多佑佳　*Yuka Takata*
恵寿総合病院 家族みんなの医療センター
産婦人科医
「プライマリケアマインドをもった産婦人科医」として社会に貢献できるよう研鑽中です．

特集 いつもの診療に"ちょこっと"プラス！外来でできる女性ケア

問診でできる！プライマリ・ケア現場での妊活支援

岡﨑有香，金子佳代子

Point

- 風邪で受診されたときがプレコンセプションケアを始めるチャンス
- 薬を出すときに妊娠の可能性を聞き，さらに挙児希望について聞いてみよう
- 葉酸と風疹ワクチンは将来妊娠を希望しているすべての女性に勧めよう

Keyword ▶ 妊娠前からのケア　プレコンセプションケア　挙児希望

はじめに

　「女性をみたら妊娠を疑え」という言葉は誰もが聞いたことがあり，実診療でも活用していることと思います．では，目の前の患者さんを診療するにあたって，「これから妊娠しようと考えている女性」として診療したことはあるでしょうか？
　実は「これから妊娠しよう」「いずれ妊娠したい」という段階から気を配る必要がある「妊娠前からのケア」があるのです．本稿では，患者さんに身近に寄り添う存在だからこそできる，そして行ってほしい，「妊娠前からのケア」についてお話しします．

今回の患者さん①

　27歳の女性です．既往歴は特にありません．感冒症状があるため風邪薬が欲しいと受診されました．臨床所見からは感冒が疑われたため，自宅でゆっくり休養するよう伝え漢方薬を処方することとしました．念のため妊娠の可能性がないかを確認すると，「妊娠の可能性はないと思います」とのことでした．
　問診票には身長163 cm，体重87 kgとありBMI（body mass index）32.7 kg/m^{2}と肥満があります．血圧を測定すると142/102 mmHgと高血圧を認めました．

① プレコンセプションケアはプライマリ・ケアからはじまる！

「女性をみたら妊娠を疑え」とよくいわれるとおり患者さんが妊娠している可能性については常に考えて診療することが，鑑別疾患を考えるうえでも治療をするうえでも重要です．それと同じくらい重要だけれども見落とされがちなことが，これから妊娠する可能性についてです．つまり「妊娠する前の段階」をくみとり安心して妊娠できるようにしていこうとするプレコンセプションケアです．preconceptionは，「pre＝〜より前の」，「conceive＝宿る」より，プレコンセプションケアとは，「宿る前からケアしよう」という概念です．現在の日本では妊娠してはじめて医療機関を受診することがほとんどで，妊娠前から受診する機会は少なく，また，医療側でもプレコンセプションケアはまだ普及していないのが現状です．そのようななか，患者さんに日頃から寄り添っているプライマリ・ケアの段階でプレコンセプションケアを実践していくことは非常に重要です．

後で詳しく述べますが肥満も妊娠を考えるうえで留意すべき重要な因子です．

さて，「今回の患者さん①」に戻ると，どのような対応をとるのがよいのでしょうか？

② 妊活について聞き出すチャンスとコツ

「今回の患者さん①」は，風邪のため処方を希望して受診されました．前述のとおり，妊娠前の女性が医療機関を受診することは少なく，この方が妊娠前に医療機関を受診するきっかけは，もう二度とないかもしれません．そう考えると，風邪で受診されたことは，プレコンセプションケアを開始できるまたとないチャンスといえます．妊娠中であれば内服しない方がよい薬などもあるため，処方する前に妊娠の可能性の有無について問診することは必要であり，女性診療を始めるよいきっかけになります（別稿「風邪からはじめる 女性診療」も合わせてご覧ください）．

処方するにあたって「妊娠している可能性はありますか？」と確認することに続いて，「**これから妊娠を考えていますか？**」「**妊娠を考えるうえで困っていることや不安なことはありませんか？**」などと質問するとスムーズです．妊娠したいと考えているけれど，実際，妊娠前にはどんなことに気をつけたらいいのか，しておいた方がよい検査などはあるのか，またなかなか妊娠しないけれどどのタイミングで，どんな医療機関を受診した方がいいのかなど，悩んでいる方は意外に多いです．そして質問する機会もなく不安だけが募ってしまっている場合も多いので，意外にいろいろと話してくださることがあります．また，**高血圧や肥満などが妊娠へ影響を与えるということを全く知らないことが多いのも事実で，適切な情報提供をすることが非常に重要**となってきます．

> ▶ **ここが女性診療のポイント**
> 妊娠している可能性だけでなく，これから妊娠する可能性についても気を配ろう！

表 ◆ プレコンセプションケア・チェックシート

- □ 適正体重をキープしよう！
- □ 禁煙する．受動喫煙を避ける．
- □ アルコールを控える．
- □ バランスの良い食事をこころがける．
- □ 葉酸を積極的に摂取しよう．
- □ 150分/週運動しよう．こころもからだも活発に！
- □ ストレスをためこまない．
- □ 感染症から自分を守る．
  （風疹・B型/C型肝炎・性感染症など）
- □ ワクチン接種をしよう．（風疹・インフルエンザなど）
- □ 危険ドラッグを使用しない．
- □ 有害な薬品を避ける．
- □ 生活習慣病をチェックしよう！
  （血圧・糖尿病・検尿など）
- □ がんのチェックをしよう！
  （乳がん・子宮頸がんなど）
- □ 持病と妊娠について知ろう．
  （薬の内服についてなど）
- □ 家族の病気を知っておこう．
- □ 計画：将来の妊娠・出産をライフプランとして考えてみよう．

（文献3より引用）

❸ プレコンセプションケアの対象

　プレコンセプションケアの対象となるのは，思春期以降のすべての女性とカップルです．なかでも，糖尿病，甲状腺疾患，膠原病，腎臓病，高血圧，気管支喘息，炎症性腸疾患，精神疾患，癌の既往，稀な疾患などの疾病をもつ女性や，先天性疾患・小児期からの慢性疾患をもつ方，小児期に臓器移植を受けた方，また，妊娠できない・流産してしまうカップル，前回の妊娠で妊娠合併症が起こった，赤ちゃんが先天性の病気だった，家族に遺伝疾患がある場合などは重要で，これらのことについての問診が大切になります．また一方で，自身が健康だと思っている方も重要な対象です．

❹ プレコンセプションケアのコツ

　世界的には，10妊娠のうち4妊娠が無計画の妊娠だったという報告があります[1]．そのような状況下では低栄養や鉄欠乏性貧血により妊産婦死亡率が20％にも上るといわれています．また未治療の淋菌感染がある場合には，その35％で低出生体重児や早産になり，また10％に新生児死亡が起こっているといわれています．その現状をふまえ，2008年にアメリカ疾病予防管理センター（Centers for Disease Control and Prevention：CDC）[2]，2012年には世界保健機関（World Health Organization：WHO）がプレコンセプションケアを本格的に推奨しました．日本の実情に合わせたプレコンセプションケア・チェックリストを例にあげます（表）．そのなかから日常診療でかかわりやすいいくつかの項目について解説します．

1）適正体重をキープしよう！

　日本の産婦人科診療ガイドラインでは，Body Mass Index（BMI）18.5未満をやせ，25以上を肥満としています[4]．**妊娠前に肥満があると妊娠糖尿病，妊娠高血圧症候群，分娩停止，また帝王切開率の増加などと関連し，血栓症のリスクも高くなることが知られています**[5]．児の合併症としては，巨大児や胎児死亡があげられます．また肥満があると排卵障害をきたし，月経不順を高率に合併します．一方，**妊娠前にやせがあると，低出生体重児や早産のリスクが増**

大することが指摘されています[5]．また，巨大児のみならず低出生体重児では，成長後に肥満や耐糖能異常など生活習慣病を発症するリスクが報告されています[6]．

世代を超えて疾病が伝播するリスクがあることを説明し，妊娠前に適正体重に少しでも近づけておくことが，自分のためだけでなく赤ちゃんのためにも重要であることをお伝えするようにしています．栄養指導，運動療法を組合わせ，適正体重に到達するよう妊娠前から管理することが大切です．

2）葉酸を積極的に摂取しよう！

先天異常のうち二分脊椎などの神経管閉鎖障害について，欧米を中心とした諸外国での疫学研究により，妊娠可能女性へのビタミンBの一種である葉酸の摂取がその発症リスクを低減することが報告され，日本では2000年に当時の厚生省からも通達[7]が出ました．**食品からの葉酸摂取に加えて栄養補助食品から1日0.4 mgの葉酸を摂取すること，また先天異常のなかで中枢神経系は妊娠7週未満に発生するため，妊娠してからの対応では遅く妊娠の1〜3カ月前から葉酸摂取を開始することが推奨されています．**

> ▶ **ここがピットフォール**
> 葉酸摂取は妊娠してからでは遅い．妊娠を希望している段階からすすめよう！

3）生活習慣病をチェックしよう！

a）血圧

妊娠前に血圧を測定する機会は少なく，妊娠初期に産科を受診してはじめて高血圧を指摘されることが多くあります．このような高血圧合併妊娠は1〜5％に認められ[8]，近年の妊婦の高年齢化に伴い増加傾向にあると考えられます．**高血圧合併妊娠では妊娠高血圧症候群の発症頻度は25.9％，早産率は28.1％，低出世体重児と新生児死亡の割合はそれぞれ16.9％と4.0％といずれも高値を示します．**したがって，妊娠前からリスクを把握して慎重に管理していくことが重要となります．また妊娠すると血圧はのように推移することが知られており[9]，妊娠時の正常血圧の判断には注意が必要です．

プレコンセプションケアの大切さが痛感させられる患者さんの例をご紹介します．

> **今回の患者さん②**
>
> 嶋井さん（仮名）は38歳の女性です．自然妊娠し近医の産科クリニックに妊婦健診に通いはじめましたが血圧が186/115 mmHgと高いため，高次医療機関へ緊急入院となりました．降圧薬などによる治療を開始されましたが，妊娠14週に破水し死産となりました．家族歴に父親が高血圧，心筋梗塞の既往があります．嶋井さん自身には既往歴はなく，妊娠前は職場の健診で，血圧130〜140/80〜90 mmHg台で血圧高め，BMI 26.9 kg/m^{2}と肥満を指摘されていましたが，特に医療機関を受診はしていませんでした．

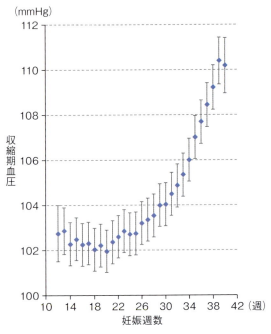
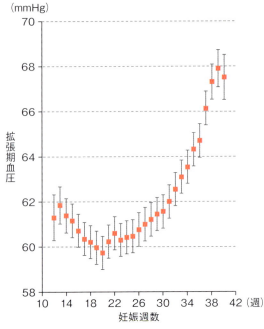

図 ◆ 妊娠中の血圧変化
(文献9を参考に作成)

嶋井さんの場合，妊娠前より高血圧と肥満があったものの，そのまま妊娠し，結果的に非常に厳しい状況になりました．高血圧合併妊娠では，新生児死亡，早産，低出生体重児などの発症率が高く[10]，妊娠前からの血圧管理が重要といえます．

b）糖代謝

妊娠初期に母体が高血糖である場合，胎児先天奇形や流産が増加します．また，妊娠中の高血糖は，妊娠高血圧症候群や早産，さらには子宮内胎児死亡などの合併症が生じやすくなります．HbA1cが7.5％以上の場合には，児の先天異常の頻度は9.5％，HbA1cがそれ以上の場合にはさらに先天異常の頻度は増加していくことがわかっており[11]，妊娠前から介入することが必要です．

c）尿検査

IgA腎症や全身性エリテマトーデスに伴うループス腎炎は生殖可能年齢の女性に好発する疾患で，慢性腎臓病合併の妊娠も多くみられます．妊娠中は生理的変化に伴い，腎血漿流量，糸球体濾過量ともに増加し，妊娠中の腎臓はフル活動の状態となります．したがって，あらかじめ妊娠前に尿検査や腎機能評価を行い，妊娠可能な状態か，リスクはないかを評価することが大切です．

4）ワクチン接種をしよう！

妊娠中に妊婦さんが風疹に罹患すると，児に白内障/緑内障などの眼症状，先天性心疾患，感音性難聴などを示す先天性風疹症候群のリスクとなります．そのため**妊娠する前の女性はワク**

チンを接種することにより，風疹に対する免疫を獲得しておくことが大切になります．先天性風疹症候群という言葉はなんとなく聞いたことはあるけれどワクチンを実際に打った方がいいのかどうか，悩まれている方を多く見受けます．そのような方々に的確な情報提供ができる場が増えればと思います．なおワクチン接種後2カ月間は避妊することが推奨されています．

5）持病と妊娠について知ろう！

慢性疾患（例えば，糖尿病，膠原病など）や，小児期からの疾病をもつ方が妊娠を考える場合，特別な配慮が必要となります．疾病の状況や全身状態の評価が必須で，また，使用している薬剤の妊娠や胎児に与える影響を加味して調整が必要になることもあります．なかには，現在の健康状況を考えると妊娠のリスクがとても高く，妊娠自体を勧められないことがあります．総合的かつ専門的に検討する必要があることをご本人ご家族にまずわかっていただき，時には適切な医療機関へ紹介することも大切です．

患者さん①の経過・その後

風邪薬の処方をきっかけに挙児希望について伺ったところ，妊娠をしたいとは思っているけれど月経が不規則で，どこに相談したらよいかもわからず困っていたということが判明した．月経不順には体重が影響している可能性があること，体重や高血圧が妊娠へ与えるリスクなどをお話しすると，「全然知りませんでした」と目を丸くされた．目標体重を設定し，栄養指導・運動療法や自宅血圧測定を開始し，妊娠へ向けての準備を1人で悩まず一緒にやっていきましょうとお伝えし，現在診療中．

まとめ

今回プレコンセプションケア，つまり「妊娠前からのケア」についてお話しさせていただきました．まだあまり一般的には知られていない概念ですが，プレコンセプションケアは妊娠転帰の改善につながるだけでなく，患者さん自身とその児の将来の健康，さらには世代を超えての健康管理にもつながる可能性を秘めています．プライマリ・ケアの現場で，プレコンセプションケアを導入する一助になれば幸いです．

【謝辞】
本稿を執筆するにあたり，国立成育医療研究センター周産期・母性診療センター主任副センター長の村島温子先生，同センター母性内科診療部長の荒田尚子先生，および医員の三戸麻子先生に大変お世話になり深謝申し上げます．

文献

1) Singh S, et al：Unintended pregnancy: worldwide levels, trends, and outcomes. Stud Fam Plann, 41：241-250, 2010
2) Johnson K, et al：Recommendations to improve preconception health and health care--United States. A report of the CDC/ATSDR Preconception Care Work Group and the Select Panel on Preconception Care. MMWR Recomm Rep, 55：1-23, 2006

3) 国立成育医療研究センター：プレコンセプションケアセンター
 https://www.ncchd.go.jp/hospital/about/section/preconception/
4) CQ010 妊娠前の体格や妊娠中の体重増加量については？「産婦人科診療ガイドライン─産科編2017」（日本産科婦人科学会，日本産婦人科医会／編），pp53-57，日本産科婦人科学会事務局，2017
 http://www.jsog.or.jp/activity/pdf/gl_sanka_2017.pdf
5) Enomoto K, et al：Pregnancy Outcomes Based on Pre-Pregnancy Body Mass Index in Japanese Women. PLoS One, 11：e0157081, 2016
6) Gluckman PD & Hanson MA：Living with the past: evolution, development, and patterns of disease. Science, 305：1733-1736, 2004
7) 厚生省：神経管閉鎖障害の発症リスク低減のための妊娠可能な年齢の女性等に対する葉酸の摂取に係る適切な情報提供の推進について．児母第72号，健医地生発第78号，平成12年12月28日
8) Sibai BM：Chronic hypertension in pregnancy. Obstet Gynecol, 100：369-377, 2002
9) Metoki H, et al：Seasonal trends of blood pressure during pregnancy in Japan: the babies and their parents' longitudinal observation in Suzuki Memorial Hospital in Intrauterine Period study. J Hypertens, 26：2406-2413, 2008
10) Bramham K, et al：Chronic hypertension and pregnancy outcomes: systematic review and meta-analysis. BMJ, 348：g2301, 2014
11) 末原節代，他：当センターにおける糖代謝異常妊婦の頻度と先天異常に関する検討．糖尿病と妊娠，10：104-108, 2010

プロフィール

岡﨑有香　*Yuka Okazaki*

国立成育医療研究センター　母性内科
専門：産婦人科
地域医療に携わっていた頃，妊娠中の内科疾患は内科医にとっても産婦人科医にとっても盲点で，妊娠中にどのように病態が変化するのかはわからないことも多く，妊娠中の治療が手探りなことが多いという印象でした．現在，そのような合併症妊娠の管理についてプレ・ポストコンセプションケアも含め母性内科で勉強しています．

金子佳代子　*Kayoko Kaneko*

国立成育医療研究センター　母性内科
専門：母性内科，膠原病内科
当初は産婦人科医として研修をスタートしましたが，研修医1年目でMCTD合併妊娠の妊婦さんの担当医になったことをきっかけに，慢性疾患を患う女性の妊娠前管理の大切さを痛感し，研修医2年目で内科医に転向しました．その後約10年間，膠原病内科医としての研鑽を積んだ後に2014年から母性内科で働いています．患者さんから多くの学びを得られていることに日々感謝しつつ，プレコンセプションケアと合併症妊娠／妊娠合併症の管理，そして産後のフォローに携わっています．

特集 いつもの診療に"ちょこっと"プラス！外来でできる女性ケア

職場からはじめる 働く女性支援
～妊娠出産編

川島恵美

Point

- 病院から出た後の患者さんの生活の一部である"働く"をイメージする
- 日頃の問診で"職業歴"を聞くことが大切である
- "母性健康管理指導事項連絡カード"の利用が患者さんを救うことがある
- 産業医は社内の母性健康管理に関する制度を確認し，適切な助言を行うことで"組織を通じて従業員の健康を守る"アプローチができる

Keyword ▶ 産業保健　職業歴　母性健康管理　母性健康管理指導事項連絡カード　予防的アプローチ

はじめに

　近年，働く女性が増加した結果として，晩婚・晩産化（初婚年齢29.4歳，初産年齢は30.7歳，2016年度）が進んでいます[1]．30代は仕事のキャリアにおいて重要な時期であるため，多くの女性は就業と妊娠・出産の狭間に不安を抱えています．これらを受け，男女雇用機会均等法では，母性健康管理として「妊娠・出産等を理由とする不利益取扱いの禁止」を定めていますが，実際には妊娠中に不利益な取り扱いや嫌がらせを受けた人の割合は20.9％にも及び，その大多数がストレスに感じていたという報告があります[2]．妊娠の経過は個人差も大きく，一律に規定できないため，1人1人の状況に合わせて，仕事と妊娠・出産との両立を検討していく必要があります．今回は産業医の視点を含めながら，プライマリ・ケアの現場で行うことができる働く妊婦さんへの支援についてお伝えしたいと思います．

> **今回の患者さん**
>
> 3歳の子どもの中耳炎にて,あなたのクリニックに来院した山口さん(仮名,30代女性,現在妊娠中).
>
> 山口さんの顔色が優れないため,あなたが心配して声をかけたところ「そうですね,最近,つわりがひどくて…上の子の世話もあるせいでしょうか,食事があまりとれていません….妊娠10週なのですが,こんなものなのでしょうか?」と返ってきた.
>
> 山口さん「なるべく食べるようにはしていますが,**通勤ラッシュ時と重なるので,座ることができなくて,どうしても気分がわるくなるので…朝食は水分のみです**」とのこと.
>
> 何かよいアドバイスができないか,あなたは困ってしまいました.

1 働く女性の妊娠・出産

1) 病歴聴取のなかで,職業歴にも注目しているか?

この事例のようにプライマリ・ケア外来では,少なからず妊婦さんとかかわる機会があると思います.子どもの付き添いとして,または風邪をひいたときなど,外来で妊婦さんが患者さんとして受診する場合もあります.このようなとき,皆さんはどう対応していますか? 問診では"職業歴"に注意して聞いているでしょうか? 例えば,上記の会話のなかから山口さんは働く妊婦であるということが分かります.職業歴をもう少し詳しくと,食品会社の営業で,外回りが中心,通勤手段はバスと地下鉄で合計40分程度ということが分かりました.

これらの情報から,職場へ就業上の配慮を依頼することができたら,**通勤緩和**という手段で**症状を軽減できる可能性**があります.

2) 職域における母性管理

まず,問診や会話のなかで働く妊婦さんであると判断した際,知っておくべき2つの法律があります.**男女雇用機会均等法**と**労働基準法**です.これらに定められている母性健康管理に関する一部を示します(表1).

上記の法律では,事業者には「妊婦への配慮」が必要であることが規定されています.もし,外来で就業上の配慮が必要であると判断した場合,外来と職場をつなぐツールとしてオススメ

表1 ◆ 母性管理に関わる重要な法律

男女雇用機会均等法	労働基準法

● 保健指導または健康診査を受けるための時間の確保(法第12条)
● 妊娠中の負担軽減の措置(法第13条)
  通勤緩和(時差通勤,勤務時間の短縮)
  休憩時間への配慮 など
  →母性健康管理指導事項連絡カードの利用
● 妊娠・出産を理由とする不利益取扱いの禁止(法第9条)
	● 産前・産後休業(法第65条)
	● 妊婦の軽易業務転換(法第65条)
	● 妊産婦等の危険有害業務の就業制限(法第64条第3項)
	● 妊産婦の時間外労働,休日労働,深夜業の制限(法第66条第2項および第3項)

したいのは「母性健康管理指導事項連絡カード（母健連絡カード）」です．厚生労働省のホームページや「女性にやさしい職場づくりナビ」からダウンロードでき，母子手帳にも添付されているため，使いやすい手段の1つです（図1）．

厚生労働省は，この母健連絡カードの利用を勧めていますが，利用率は低く（平成25年雇用均等基本調査では利用率4.1％[4]），著者の経験では，妊娠中にトラブルを認めた患者さんと話していて，「母健連絡カードを知らなかった」という回答がほとんどでした．母健連絡カードには，つわり，妊娠悪阻，貧血，切迫流早産，妊娠高血圧などの状態に合わせて，それに見合う勤務時間の短縮，業務負荷の軽減などを指示できるようになっています．これを職場に提出すると，職場は適切な措置を講じる必要があります．母健連絡カードの書き方はマニュアルを参考にしてください[5]．プライマリ・ケアの現場であっても，悪阻や貧血などの項目では活用しやすいと思います．また，職業歴を詳しく聞くことによって，**受動喫煙や重量物・有害物質の取り扱い**など，職場の有害要因の有無が確認できます．女性労働基準規則では**妊娠や出産・授乳機能に影響のある26の化学物質は条件によって，作業禁止が義務づけ**られています．

日常の問診のなかで職業歴を意識し，必要に応じて母健連絡カードを利用することで，有害要因の曝露防止につながり，妊娠中のトラブルや不安を軽減させることができます．

> **女性診療へつなげるコツ！ ～臨床医編**
> ・妊娠女性を診察する際は，職業歴（仕事の有無，内容）について聞いてみよう
> ・悪阻などの症状で仕事に支障をきたしている場合や仕事で症状が悪化する場合，母性健康管理指導事項連絡カードを紹介しよう

患者さんの経過・その後

職業歴に注目し問診を進めると，山口さんは，食品加工会社の営業担当で外回りが中心であるため，乗り物での移動によって，悪阻が増強されているとのことでした．会社の規模は従業員300名ほどの中小企業で，産業医が嘱託で月1回出務していることがわかりました．そこで，医師は「通勤緩和」と「悪阻の症状がある期間は外回り業務の負荷軽減が必要」と母健連絡カードに記載し発行しました．その後，山口さんは恐る恐る会社に母健連絡カードを提出しました．

母性健康管理指導事項連絡カード

平成　　年　　月　　日

事　業　主　殿

医療機関等名　　　　　　　　　

医師等氏名　　　　　　　　　㊞

下記の1の者は、健康診査及び保健指導の結果、下記2〜4の措置を講ずることが必要であると認めます。

記

1．氏　名　等

氏　名		妊娠週数	週	分娩予定日	年　月　日

2．指導事項（該当する指導項目に○を付けてください。）

症　状　等		指導項目	標　準　措　置
つわり	症状が著しい場合		勤務時間の短縮
妊娠悪阻			休業（入院加療）
妊婦貧血	Hb9g/dl以上11g/dl未満		負担の大きい作業の制限又は勤務時間の短縮
	Hb9g/dl未満		休業（自宅療養）
子宮内胎児発育遅延	軽症		負担の大きい作業の制限又は勤務時間の短縮
	重症		休業（自宅療養又は入院加療）
切迫流産（妊娠22週未満）			休業（自宅療養又は入院加療）
切迫早産（妊娠22週以後）			休業（自宅療養又は入院加療）
妊娠浮腫	軽症		負担の大きい作業、長時間の立作業、同一姿勢を強制される作業の制限又は勤務時間の短縮
	重症		休業（入院加療）
妊娠蛋白尿	軽症		負担の大きい作業、ストレス・緊張を多く感じる作業の制限又は勤務時間の短縮
	重症		休業（入院加療）
妊娠高血圧症候群（妊娠中毒症）	高血圧が見られる場合	軽症	負担の大きい作業、ストレス・緊張を多く感じる作業の制限又は勤務時間の短縮
		重症	休業（入院加療）
	高血圧に蛋白尿を伴う場合	軽症	負担の大きい作業、ストレス・緊張を多く感じる作業の制限又は勤務時間の短縮
		重症	休業（入院加療）
妊娠前から持っている病気（妊娠により症状の悪化が見られる場合）	軽症		負担の大きい作業の制限又は勤務時間の短縮
	重症		休業（自宅療養又は入院加療）

次ページへ続く

図1◆母性健康管理指導事項連絡カード
（文献3より引用）

症　状　等			指導項目	標準措置
妊娠中にかかりやすい病気	静脈瘤	症状が著しい場合		長時間の立作業、同一姿勢を強制される作業の制限又は横になっての休憩
	痔	症状が著しい場合		
	腰痛症	症状が著しい場合		長時間の立作業、腰に負担のかかる作業、同一姿勢を強制される作業の制限
	膀胱炎	軽症		負担の大きい作業、長時間作業場所を離れることのできない作業、寒い場所での作業の制限
		重症		休業（入院加療）
多胎妊娠（　　　　　胎）				必要に応じ、負担の大きい作業の制限又は勤務時間の短縮 多胎で特殊な例又は三胎以上の場合、特に慎重な管理が必要
産後の回復不全		軽症		負担の大きい作業の制限又は勤務時間の短縮
		重症		休業（自宅療養）

標準措置と異なる措置が必要である等の特記事項があれば記入してください。

3. 上記2の措置が必要な期間
（当面の予定期間に○を付けてください。）

| 1週間（　月　日～　月　日） |
| 2週間（　月　日～　月　日） |
| 4週間（　月　日～　月　日） |
| その他（　　　　　　　　） |

4. その他の指導事項
（措置が必要である場合は○を付けてください。）

| 妊娠中の通勤緩和の措置 | |
| 妊娠中の休憩に関する措置 | |

〔記入上の注意〕
(1) 「4. その他の指導事項」の「妊娠中の通勤緩和の措置」欄には、交通機関の混雑状況及び妊娠経過の状況にかんがみ、措置が必要な場合、○印をご記入下さい。
(2) 「4. その他の指導事項」の「妊娠中の休憩に関する措置」欄には、作業の状況及び妊娠経過の状況にかんがみ、休憩に関する措置が必要な場合、○印をご記入下さい。

指導事項を守るための措置申請書

上記のとおり、医師等の指導事項に基づく措置を申請します。

　　　平成　　年　　月　　日

　　　　　　　　　　　　　　　　所　属 ……………………………………

　　　　　　　　　　　　　　　　氏　名 ……………………………………　印

事　業　主　殿

この様式の「母性健康管理指導事項連絡カード」の欄には医師等が、また、「指導事項を守るための措置申請書」の欄には女性労働者が記入してください。

図1 ◆ 母性健康管理指導事項連絡カード（続き）

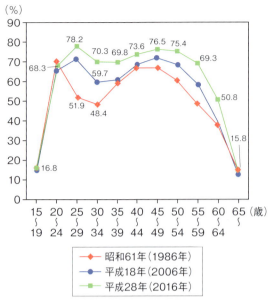

図2 ◆ 女性の年齢階級別就業率の推移
　　　（昭和61〜平成28年）

（文献6より引用）

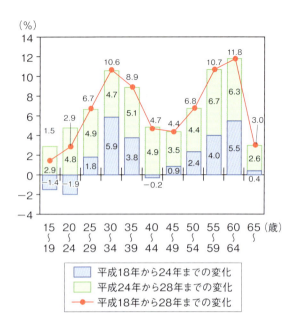

図3 ◆ 女性の年齢階級別就業率の変化
　　　（平成18〜28年）

（文献6より引用）

▶ コラム：働く女性を取り巻く環境

　1985年に男女雇用機会均等法が制定されて以降，女性を取り巻く社会環境は大きく変化してきました．母性保護規定が強化され，育児介護休業法など，さまざまな法整備が進み，2016年には女性活躍推進法が制定されました．法整備や社会資源の増加に伴い，女性の就業率を年齢階級別にみたときに，課題とされてきたM字カーブ（出産・子育て世代で離職する割合が増えM字のように窪みができるためこう呼ばれていた）は改善し，出産・育児をしながらでも働き続ける女性が増えています（図2）．実際に，わが国の生産年齢人口は減少していますが，平成24年から28年の4年間に就業者数は170万人増加しており，このうち女性が147万人，男性23万人という内訳になっています[1]．年齢階級別に比較すると，「30〜34歳」「55〜59歳」「60〜64歳」での割合が特に増加しており（図3），産業保健※では今後の課題として，「女性」と「高齢者」の健康支援などが注目されています．

※　産業保健：産業医学を基礎とし，働く人々の生き甲斐と労働の生産性の向上に寄与することを目的にした活動．

表2 ◆ 妊婦への問診と対応の例

問診	配慮の具体例
① 適切に妊婦健診を受ける時間はあるか？	受診時間の確保
② 業務内容は？ 重量物や有害物質の取り扱いはあるか？	曝露させない，配置転換
③ 長時間労働になっていないか？	時間外労働制限，短時間勤務
④ 時間内の仕事の量的負荷はどうか？	休憩時間の確保，複数人数体制にして負荷の軽減
⑤ 通勤は負担になっていないか？ 通勤時間，乗り換えの負担，座れるかどうか？	通勤時間や手段への配慮，フレックスタイム制度，テレワーク
⑥ 体調が悪くなった場合，適切な休憩スペースはあるか？	休憩スペースの設置，配置転換
⑦ マタハラ※は受けていないか？	マタハラの相談窓口の設置，人事などの担当者と協議できる機会の提供
⑧ 職場に妊婦さんをサポートするための制度や仕組みはあるか？ 実際に利用できるか？	母性健康管理体制づくり

※マタハラ：働く女性が妊娠，出産，育児などにより職場で精神的に不当に扱われること．マタニティハラスメントの略

2 産業医としての対応ポイント

山口さんのようなケースへの対応は職場によって異なります．

- 母性健康管理体制が整っている職場の場合
  - 適切に母健連絡カードが受理され，早急に配慮を受けられる
  - 産業医面談が実施され，より具体的な配慮が行われる
- 母性健康管理体制が不十分な職場の場合
  - 母健連絡カードを提出した後，人事が対応に困り，適切な就業上の配慮が行われない，または遅れる
  - 産業医面談が行われない，または遅れる

実際には，企業（特に中小企業）では，いまだ母性健康管理体制が整っておらず，母健管理カードを提出した際に職場が対応に困る場合が想定できます．

このような場合，産業医として妊婦さんの就業支援をしていくうえで，ポイントが2つあります．1つ目は，**妊婦さんが適切な配慮を受けられるように職場に助言・指導を行うこと**，2つ目は，**職場で妊婦さんをサポートするための制度や仕組み，組織体制づくりを支援すること**です．これらの2つのポイントは法的根拠と職場巡視（作業の状況，有害物質使用の有無など）による知見を根拠としています．

1）働く妊婦さん本人への対応

産業医として本人と面談する場合は，**表2**のような点に注目しながら面談を行います．産業医の強みは，どのような職場環境で仕事をしているのか，職場巡視を通じて自身の目で見て判断できることです．その従業員がデスクワークなのか，接客業なのか，営業の外回りなのか，

製造ラインの仕事なのか，より具体的に知ることができます．同じ悪阻という症状でも，デスクワークなら経過観察が可能ですが，ずっと立ちっぱなしの接客業などの場合は，そうはいきません．また，悪阻の期間は，臥床できる休憩スペースがあるのか？ 複数人が配置されている店舗に移動できないのか？ など，職場で可能な配慮を担当者と検討し，妊娠中でも仕事を継続できるように支援していきます．

2）職場の体制づくりによる予防的なアプローチ

職場で母性管理の仕組みがなく，はじめて母健連絡カードが提出された場合，職場は戸惑い，対応が遅れる可能性があります．しかし，妊娠中は急性期であり，「次に産業医が来社する日を待って相談をして…」などと考えているうちに，「辛い悪阻の期間が終わる…」「切迫流早産が悪化してしまう…」こともあり得ます．職場に医療職が不在であっても，迅速に配慮ができるように，職場のなかで仕組みをつくっておく必要があります．あらかじめ職場は業務によるリスクは何であるか，もし妊娠中にトラブルがあったときはどこまで配慮できるかなどを想定しておくと，母健連絡カードが提出された場合，迅速に対応できます．まずは，産業医として勤務している会社で「**女性社員が増えてきていますが，妊娠された場合，どのように対応されていますか？ 何か会社でルールは作成していますか？**」と確認してみましょう．社内で制度や仕組みをつくることができれば，会社としては妊婦さんへの配慮は特別扱いではなく女性社員に対して平等な対応としてできるようになり，妊婦さん本人からは「早急に，適切に配慮してもらえた」という会社への信頼が増すため，双方にとってWin-Winの関係になります．

産業医の視点では1対1の疾病対応だけではなく，**会社という組織のなかで制度や仕組みをつくることを支援することによって，組織を通じて多くの従業員の健康管理を推進できます**．また，早期にリスクに気づき，組織としても社員個人としても，適切なリスク低減対策，予防的アプローチを行うことができます．1億総活躍社会をめざし，働き方改革が勧められている日本において，もっともっと働く女性の妊娠・出産に関する仕組みづくりが進んでいくことが必要であると思います．

女性診療へつなげるコツ！ ～産業医編
- 妊娠中のトラブルを訴える従業員と面談する場合は，業務内容や職場環境に注意して状況を掴み，適切な事後措置を助言しよう
- 職場で早急に対応できるように，事前に仕組みづくりをしておこう

コラム：仕事と不妊治療の両立支援について

近年の晩婚化などを背景に不妊治療を受ける夫婦が増加しており，働きながら不妊治療を受ける女性労働者が増加していると考えられます．また，厚生労働省が行った調査によると，仕事と不妊治療との両立ができず，16％の方が離職しており[7]，企業にとっては貴重な労働力の損失につながっています．そこで最近では，仕事と不妊治療の両立

支援を求める声が上がっており，平成29年2月に厚生労働省から企業向けにマニュアルが出されています[5]．企業内での支援について良好事例をあげ，母健管理カードと同様に「不妊治療連絡カード」の利用を呼びかけています[8]．良好事例としては，不妊治療を目的とした休職・休暇制度，不妊治療のための費用の助成制度，柔軟な働き方に関する制度（フレックスタイム制度や半日単位・時間単位の年次有給休暇制度，テレワーク）などの制定ですが[9]，まだ取り組んでいる企業はわずかです．今後の日本にとって，最も大きな課題の1つである少子高齢化や労働力の低下などを考えたとき，妊娠・出産しながらも女性が働ける方法を，官民一体になって真剣に考えていかなければなりません．

おわりに

わが国における母性健康管理に関する制度や実際の職場におけるアプローチ方法について紹介しました．読者の皆さん（特に女性医師）のなかには，このような制度があることに驚かれた方もいらっしゃるのではないでしょうか．実際に，多くの女性医師は，妊娠中に時間外労働や当直をしています．筆者は女性医師の友人と話をしていて，母性健康管理のことを伝えると「知らなかった」といって唖然とされ，「現状では自分の力ではどうにもならないよ…」と言われることがありました．医師という職業では，医師個人の裁量があるため，勤務時間管理という概念がまだまだ広まっていません．しかし，妊娠中の切迫流早産は，医師であっても他人事ではありません．野村ら[10]が実施した女性医師を対象とした調査では「女性医師の妊娠時の異常は妊娠発覚時の労働時間と有意に関連を認めた」と報告されています．今後の医師の働き方が検討されるなかで，女性医師の働き方にも注目し，妊娠・出産のときや妊娠・出産を望む場合に使える制度や仕組みを職場環境で整えていく必要があります．

働く妊婦さんが増えるなかで，1人でも多くの人が適切な配慮を受け，仕事と妊娠の両立が成り立つ環境整備が望まれます．就業中に異常を認めても我慢して職場に言えなかったことで，流産や早産による未熟児の出産に至るケースなどがあります．そうなると，母親は後悔の念を抱き，自分を責め，後々まで辛い思いをしてしまいます．また，未熟児の場合は，養育の負担により復職が難しくなることがあり，職場にとっては大切な労働力の損失となります．

臨床医が日常の外来で，職業歴を詳しく聴取してみることで，職場への適切な配慮につながります．また，産業医は，会社の制度や仕組みづくりを行うことで，組織を通じて妊婦さんへの配慮，予防的アプローチにつながります．臨床医の皆さん，まずは，日常の外来で職業歴を意識して聞いてみることから始めてください．病院以外での患者さんの生活はどうなのか，「働いている姿」をイメージすることで，臨床医としての視点が広がると思います．皆さんの働く妊婦さんを支える力はとても大きく，多くの働く妊婦さんが皆さんのサポートを必要としています．

文　献

1) 「平成30年版 少子化社会対策白書」（内閣府／著），p15，2018
   http://www8.cao.go.jp/shoushi/shoushika/whitepaper/measures/w-2018/30pdfhonpen/pdf/s1-3.pdf
2) 日本労働組合総連合会：働く女性の妊娠に関する調査．2015
   https://www.jtuc-rengo.or.jp/info/chousa/data/20150223.pdf
3) 厚生労働省：母性健康管理指導事項連絡カードについて．妊娠・出産をサポートする女性にやさしい職場づくりナビ
   http://www.bosei-navi.mhlw.go.jp/common/pdf/bosei_keinkoukanri.pdf
4) 厚生労働省：平成25年度雇用均等基本調査 第26表 母性健康管理指導事項連絡カードによる母性健康管理措置の申請状況別事業所割合及び申請者割合
   https://www.e-stat.go.jp/stat-search/files?page=1&layout=datalist&toukei=00450281&tstat=000001051898&cycle=8&year=20131&month=0&tclass1=000001065882&tclass2=000001065884
5) 「母性健康管理指導事項連絡カード」利用マニュアル．「母性健康管理ガイドブック」（女性労働協会／著），pp30-52，2007
   http://www.jaaww.or.jp/about/pdf/document_pdf/manual.pdf
   http://www.jaaww.or.jp/service/womans/pdf/boseikenkou0707.pdf
6) 内閣府男女共同参画局：I-特-2図　女性の年齢階級別就業率の変化及び推移．「男女共同参画白書 平成29年版」
   http://www.gender.go.jp/about_danjo/whitepaper/h29/zentai/html/zuhyo/zuhyo01-00-02.html
7) 厚生労働省：不妊治療と仕事の両立に係る諸問題についての総合的調査研究事業 調査結果報告書．p39，2017
   https://www.mhlw.go.jp/bunya/koyoukintou/pamphlet/dl/30d.pdf
8) 厚生労働省：不妊治療連絡カード　http://www.mhlw.go.jp/bunya/koyoukintou/pamphlet/dl/30b.pdf　（最終アクセス 2018/06/08）
9) 厚生労働省：仕事と不妊治療の両立支援のために　http://www.mhlw.go.jp/bunya/koyoukintou/pamphlet/dl/30a.pdf（最終アクセス 2018/06/08）
10) 野村恭子, 他：女性医師における妊娠時労働時間と妊娠の異常との関連．第85回日本産業衛生学会，2012

プロフィール
川島恵美　*Megumi Kawashima*

産業医科大学　産業生態科学研究所　産業保健経営学研究室
産業医科大学卒業，日本産業衛生学会専門医，社会医学系専門医，労働衛生コンサルタント．
臨床医が個人の治療をするのに対して，産業医は組織を通じて，仕組みで個人・集団を治す専門家です．臨床医の視点に産業医の視点を加えることは，先生方の普段の診療にも役立つと思います．

特 集　いつもの診療に"ちょこっと"プラス！外来でできる女性ケア

職場からはじめる 働く女性支援
～治療と仕事の両立支援編

古屋佑子

Point

- 病気の症状による困りごとや働きにくさを探し，改善方法を検討する
- 1回の外来ですべてを解決しようとせず，複数回に課題を分けて継続して支援する
- 産業医と連携し，多職種で支援を行う

Keyword ▶　　職場情報の取得　　両立支援　　就業上の配慮　　産業医との連携

はじめに

　患者さんは日々の生活を医療機関の外で過ごしています．日常生活への支援というと，退院支援，介護や在宅医療への移行などをイメージするでしょう．一方，働く職場や仕事への支援，といったときには，どのように感じられるでしょうか．多くの医師は，患者さんの仕事について医師の立場から言及することに抵抗感を感じることが多いようです．しかし，患者さんにとっては「職場」も日常生活の一部といえます．本稿では，患者さんが治療と仕事を両立していくとき，忙しい診療のなかでも医師として可能な支援方法について，女性特有の問題も意識しながら考えていきたいと思います．

今回の患者さん

40歳女性が貧血治療を目的として乳腺外科から内科外来へ紹介されてきた．
喫煙歴：なし．飲酒歴：週に1回夫と晩酌程度．
既往歴：なし．家族歴：高血圧（両親），胃癌（祖母），心筋梗塞（祖父）．
　がん検診で乳癌を発見され，乳房温存術を受けた．今後，放射線治療やホルモン治療の予定があるとのこと．診察で，めまい・ふらつき，不眠，不安などの症状に加え，Hb 8.9 g/dLの貧血，血圧144/92 mmHgとⅠ度高血圧を認める．「今の仕事を続けられるでしょうか？」と質問があり，どのように返答したらいいか困ってしまった．

❶ 治療と仕事の両立は，無視できない社会的な問題に

1）背景

　日本では2,007万人，約3人に1人が何らかの病気を抱えながら働いています[1]．治療中の病気には，高血圧や糖尿病などの生活習慣病から，心疾患や脳血管障害，メンタルヘルス不調，がんまで含まれており，このうちがん患者は全国で約32.5万人いると報告されています（「2010年国民生活基礎調査」より厚生労働省推計）[2]．がん患者の約3分の1は18〜65歳の就業年齢です．**働き盛りの20〜50代では，男性より女性のがん患者の方が多いことから，働く女性にとって無視できない問題となっています**．また，不妊治療も年々増加し，両立できず，仕事か不妊治療，どちらかをやめた人が27％いると報告されています[3]．

　人口減少社会に突入した日本の今後の経済成長，労働力減少に伴う人材確保の必要性，国も一億総活躍[4]，女性活躍[5]をめざすと表明しており，病気の治療と仕事を両立する人は，今後ますます増加すると予想されています．働き方改革[6]や，働きにくさの原因は社会の側にあると考えて，バリアの改善を図る合理的配慮[7]の考え方も広がってきています．

2）医療機関と職場，それぞれの視点

　病気や障害など何らかのハードルを持ったとき，医療機関と職場，それぞれの立場の概略を図1に示します．医師は病気の治療を目的とし，患者さんの治療や最大利益を優先に考えます．一方，職場は企業活動の維持，仕事をすることを目的とし，仕事内容，就業規則・契約条件，他の同僚とのバランスなどから，総合的な判断となります．そのため，図1のようなギャップが生じてしまうことがあり，患者さん側の不信感につながったり，職場から配慮が得られなく

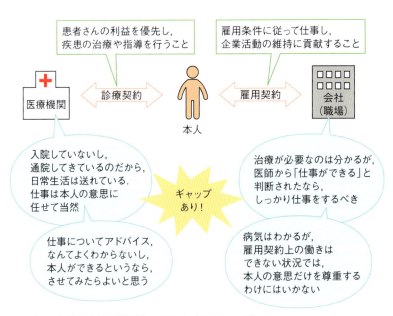

図1 ◆ 医療機関側と職場側の考え方（視点）の違い

なったりすることがあります．女性の場合，パートタイマーなど非正規雇用が男性に比較して多く[8]，このギャップを埋め仕事を続ける支援をすることは，患者さんの中長期的な利益につながります．

❷ 患者さんの職場を知る方法やきっかけ

1）初診

初診の場合，なぜ受診することになったのか，どんな症状があるのか，多くの情報を取得する必要があります．既往歴や家族歴，喫煙歴など，問診表を使って聞いている項目のなかで，職業について記載する欄はありませんか？ ぜひ職業についても，1〜2個質問してみてください．どんな仕事か（営業・事務，開発・研究，現場作業など），勤務時間や休みはどうか，聞いてみましょう．

2）説明するとき

病状説明，治療の説明，今後の方針説明や生活指導のとき，**日常生活，休暇や仕事の都合，治療日程の調整**なども問診してみましょう．患者さんの仕事や職場の環境を知るきっかけにつながります．

3）入院中

手術，カテーテル治療，初回の化学療法，インスリンの導入，教育入院など，入院すると，医師が外来で対応する以上の時間的余裕が生まれることに加え，看護師や保健師，薬剤師，栄養師，理学療法士など多職種の関与が増える傾向にあります．他の医療従事者が取得した情報のなかに，仕事に関する項目はありませんか？ 多職種でのアプローチも，職場を知るきっかけとなります．

4）診断書を書くとき

職場に提出するために，と診断書の依頼を受けたものの，どう書いたらいいか困った経験はありませんか？ 一般的に，職場を病気で休んだり，傷病手当金の申請をしたり，職場に復帰したりするときには，診断書の提出が求められます．診断書は，必要な配慮を記載する場合でも作成することがあるため，患者さんから職場や仕事の情報を得るチャンスとなります．

しかし，職場復帰や就業上の配慮の記載については，図2に示すように，患者さんによかれと思っての記載であっても，条件によっては逆の意図となってしまう場合もあります．「**可能なら〜**」「**〜が望ましい**」「**段階的に**」**などの言葉を使用する**など，診断書の記載に工夫が必要となります．

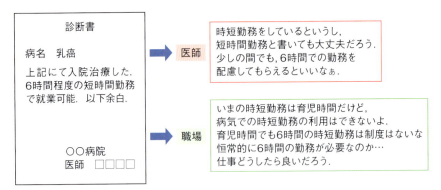

図2 ◆ 注意が必要な診断書

（今回の患者さんに対する）仕事に関係する追加問診
　　仕事内容：会社員．開発職．事務系．
　　家族関係：夫と子どもの3人暮らし．朝と夕方に30分ずつ育児時間を取得し，通常より合計1時間の時短勤務をしながら，1児（5歳）の子育てと仕事を両立している．
　　年に1回の定期健康診断を職場で受けており，軽度の貧血以外に，特に異常を指摘されたことはない．今年は2年に1回のがん検診が受けられる年であり，産休後職場復帰してから，日々に追われ余裕がなく，今回が出産後初回のがん検診であった．家族や仕事の都合があり，夏休みを利用して，入院・手術を実施．子育て，定期通院と治療，また1時間の時短があるとはいえ，これまで通りに仕事することは，思った以上に大変，とのことだった．

❸ 医療機関でできる両立支援

1）症状に対する支援

　がん患者においては，仕事の能力に影響を与えやすい症状として，疲労，物事を完了できない，虚弱，心配，苦痛，睡眠障害・眠気，食欲不振，口渇，神経質・過敏・怒りっぽい，悲しさ，痛み，気分が沈む，便秘，記憶力低下，かゆみ・しびれ，息切れ，注意力低下，吐気・嘔吐，下痢・便秘，口内炎などが報告されています[9]．日常診療では，高次脳機能障害や軽度な症状はわかりにくいため，経過観察しがちですが，症状のなかには医療のサポートが可能な場合も多くあります．医学的に軽微と考えられる症状であっても，困りごとにつながっているときには，改善方法を患者さんと検討してみましょう．

　女性の場合，患者さん自身が女性性を失ったと考えやすい病気もあり，家族関係や役割，妊孕性などの悩み・不安・葛藤を持ちやすいといわれています．時に専門家への紹介を検討することもありますが，話を聞くだけでも安心感につながります．

2）相談窓口を伝える

　各種病気のパンフレットなど支援冊子，がん治療の場合には，患者体験談に基づく「がんと仕事のＱ＆Ａ第２版」[10]や，「患者さんのためのがん治療による症状で困ったときの職場での対応ヒント集」[11]などの支援冊子があります．特定の病気治療に限らず利用できる内容もあり，参考となります．これらは，都道府県難病相談・支援センター，肝疾患相談・支援センター，がん相談支援センターなどの相談窓口で入手することができます．

3）早まって仕事をやめないよう伝える

　仕事をもつ患者さんと職場との間には，図1に示す通り，前提条件として労働契約があります．そのため，治療と仕事の両立を支援する際には，希望通りの配慮がすべて可能となるわけではないこと，対応可能な配慮が就業規則や労働契約，仕事内容などそれぞれの事情で異なる可能性があることをふまえておく必要があります．医師の「治療に専念する」という言葉から「退職」を考える人もいます．**退職すると利用できなくなってしまう制度もあるため，早まって仕事を辞めないよう伝えましょう．**

4）わかりやすい説明をする，文書にして提示する

　最近では，病状や治療方法・治療方針を，患者さんや家族に説明する場合，文書を渡したりしてわかりやすくする傾向があります．クリニカルパスを使うこともあるでしょう．職場に何らかの配慮を求めるときには，患者さんの申し出が基本となります．どのような制度が利用可能なのか，どのような配慮を得たいのか，職場に申し出る際には，患者さんが治療内容や起こりえる副作用などを正確に理解して伝える必要があるため，① わかりやすい説明を行い，② 情報は読み返すことができるようできるだけ文書化し，③ 気軽に質問できるよう良好な医師・患者関係を築くことが重要です．医療における基本的対応を実施することも，重要な支援となります．

5）職場の産業医と連携する

　1つの拠点に50人以上がいる職場では，法的に産業医の選任が義務づけられています．また，常勤・非常勤で産業看護職（保健師・看護師）が配置されていることもあります．産業医を対象とした調査[12]では，**医師から治療内容の概略，スケジュールや見通し，起こりやすい副作用，副作用が続く期間などの情報が提供されると，職場での前向きな配慮に結びつきやすい**ことが明らかとなっています．2016年2月に，事業場における治療と職業生活の両立支援ガイドライン[13]が公表され（表），このガイドラインにおいても，医療機関と職場が働く患者さんの情報を共有し，連携して支援するよう求められています．職場の産業医から情報共有の連絡があった場合や，自身で嘱託産業医を引き受けた場合には，文書のやりとりを行うなど，ぜひ積極的な連携を行ってください．

　一方で，法的に産業医の選任義務のない職場で働く人が約60％存在しています[15]．産業看護職は法的義務がなく，職場の自律的な取り組みとなるため，在籍が不明なことも多いです．職場に医療従事者がいない場合には，患者さんが自らの状況を職場に伝え，橋渡し役を担いま

表 ◆ 事業場における治療と職業生活の両立支援ガイドライン

治療と職業生活の両立支援を行うための環境整備
○ 労働者や管理職に対する研修等による意識啓発
○ 労働者が安心して相談・申出を行える相談窓口の明確化
○ 短時間の治療が定期的に繰り返される場合などに対応するため,時間単位の休暇制度,時差出勤制度などの検討・導入
○ 主治医に対して業務内容等を提供するための様式や,主治医から就業上の措置等に関する意見を求めるための様式の整備
○ 事業場ごとの衛生委員会等における調査審議

治療と職業生活の両立支援の進め方
① 労働者が事業者へ申出 ・労働者から,主治医に対して,一定の書式を用いて自らの業務内容等を提供 ・それを参考に主治医が,一定の書式を用いて症状,就業の可否,時短等の望ましい就業上の措置,配慮事項を記載した書面を作成 ・労働者が,主治医に作成してもらった書面を,事業者に提出
② 事業者が産業医等の意見を聴取 ・事業者は,労働者から提出された主治医からの情報を,産業医等に提供し,就業上の措置,治療に対する職場での配慮に関する意見を聴取
③ 事業者が就業上の措置等を決定・実施 ・事業者は,主治医,産業医等の意見を勘案し,労働者の意見も聴取したうえで,就業の可否,就業上の措置(作業の転換等),治療に対する配慮(通院時間の確保等)の内容を決定・実施 ※その際には,上記の具体的な支援内容をまとめた「両立支援プラン」の作成が望ましい

(文献14を参考に作成)

すが,時にこれが難しいこともあります.そのような場合には,患者さんから了承を得たうえで,医師が職場関係者と直接やりとりするとよいでしょう.しかし,女性にかかわる病気のなかには,職場に知られたくない,という思いをもつ患者さんもいると思います.職場から中長期的な配慮を引き出すためには,できる範囲で情報共有する必要が出てくるため,この点を患者さんに理解してもらったうえで,やりとりするとよいでしょう.

このような連携は1回で終了する必要はありません.連携のタイミングや方法は,患者さんと相談しながら進め,**仕事内容や雇用形態,利用できる支援制度など,働くときにどのような情報が必要なのか,できるだけ具体化して支援する**とよいでしょう.がん患者においては,がん治療スタッフ向け治療と職業生活の両立支援ガイドブック[16]も支援の参考となります.

患者さんの経過・その後

初回外来では,貧血治療の鉄剤を処方し,自宅血圧測定を指示した.仕事や育児との両立に不安があるようだったが,「今の仕事を続けられるでしょうか?」という質問には,まず仕事は辞めずに様子をみること,がん相談支援センターでも相談できることを伝えた.

1カ月後の外来では,Hb 9.2 mg/dLと改善傾向にあり,めまいやふらつきの自覚症状も軽快傾向にあったが,不眠は残存していた.自宅血圧は日々に追われ,毎日は測定できていなかったが,血圧130〜145/85〜90 mmHgで推移していた.病気のことは,上司だけに伝え,業務量の調整や通

院のための時間休暇の利用など，少し配慮をしてもらえたと発言があり，時間の経過も相まって，不安ともうまく付き合えているようだった．

　血圧・心疾患の家族歴があること，今後ホルモン治療の予定もあることから，自宅血圧測定の継続を指示し，鉄剤に加え，疲労や不眠の改善による血圧安定を考慮して，睡眠導入剤を使用することとした．

まとめ

　治療と仕事の両立支援というと難しく想像しがちです．1人に対して多くの時間をつくれないということもあるでしょう．支援については，日常診療のなかですでに行っていることの延長から始め，1回で解決しようとせず，継続していくことが重要です．

　女性の場合には，不妊治療，妊孕性の問題などもはらみ，より若年者で治療と仕事の両立を求められることも多くあります．また，育児や介護などプライベートな問題にもかかわりやすいため，より複雑になりがちですが，本稿によって少しでもハードルが下がり，よりサポート可能な医師が増えれば幸いです．

文　献

1) 厚生労働省：第2回働き方改革実現会議 治療と仕事の両立等について．2016
   https://www.kantei.go.jp/jp/singi/hatarakikata/dai2/siryou13.pdf （最終アクセス　2018/8/22）
2) 厚生労働省：がん患者の就労や就労支援に関する現状
   https://www.mhlw.go.jp/file/05-Shingikai-10901000-Kenkoukyoku-Soumuka/0000037517.pdf （最終アクセス　2018/8/22）
3) 厚生労働省：不妊治療と仕事の両立に係る諸問題についての総合的調査研究事業 調査結果報告書（概要）
   https://www.mhlw.go.jp/bunya/koyoukintou/pamphlet/dl/30c.pdf
4) 首相官邸：一億総活躍社会の実現．2018
   http://www.kantei.go.jp/jp/headline/ichiokusoukatsuyaku/#m012 （最終アクセス　2018/8/22）
5) 首相官邸：すべての女性が輝く社会づくり本部．2017
   http://www.kantei.go.jp/jp/headline/brilliant_women/ （最終アクセス　2018/8/22）
6) 内閣府：第15回経済財政諮問会議議事要旨 資料4 働き方改革実現会議の状況．2016
   http://www5.cao.go.jp/keizai-shimon/kaigi/minutes/2016/0930/shiryo_04.pdf （最終アクセス　2018/8/22）
7) 内閣府：障害を理由とする差別の解消の推進
   http://www8.cao.go.jp/shougai/suishin/sabekai.html （最終アクセス　2018/8/22）
8) 総務省統計局：労働力調査（詳細集計）平成29年（2017年）平均（速報）．2018
   http://www.stat.go.jp/data/roudou/sokuhou/nen/dt/pdf/index1.pdf （最終アクセス　2018/8/22）
9) Cleeland CS, et al：Assessing symptom distress in cancer patients: the M.D. Anderson Symptom Inventory. Cancer, 89：1634-1646, 2000
10) 「診断されたらはじめに見る がんと仕事のQ&A 第2版」（国立がん研究センターがん対策情報センター/編），2014
    https://www.ncc.go.jp/jp/cis/divisions/05survivor/pdf/cancer-work.pdf （最終アクセス　2018/8/22）
11) 「患者さんのための がん治療による症状で困ったときの職場での対応ヒント集 第1版」（厚生労働科学研究費補助金がん対策推進総合研究事業 働くがん患者の職場復帰支援に関する研究 H26-がん政策－一般-018，がん患者の就労継続及び職場復帰に資する研究 H29-がん対策－一般-011/編），2018
    https://www.ncc.go.jp/jp/cis/divisions/05survivor/pdf/kanjamuke_v1.pdf （最終アクセス　2018/8/22）
12) 古屋佑子，他：働くがん患者の就業配慮における産業医から見た治療医との連携に関する調査．産業衛生学雑誌，58：54-62，2016
13) 厚生労働省：事業場における治療と職業生活の両立支援ガイドライン．2016
    https://www.mhlw.go.jp/file/06-Seisakujouhou-11200000-Roudoukijunkyoku/0000204436.pdf （最終アクセス　2018/8/22）

14) 厚生労働省：事業場における治療と職業生活の両立支援ガイドライン
　　https://www.mhlw.go.jp/file/04-Houdouhappyou-11201250-Roudoukijunkyoku-Roudoujoukenseisakuka/0000113625_1.pdf
15) 事業所の従業者規模別事業所数及び従業者数．「平成26年経済センサス―基礎調査（確報）結果の概要」（総務省），p17，2015
　　http://www.stat.go.jp/data/e-census/2014/pdf/kaku_gaiyo.pdf　（最終アクセス　2018/8/22）
16) 「がん治療スタッフ向け 治療と職業生活の両立支援ガイドブック Ver.1」（厚生労働科学研究費補助金がん対策推進総合研究事業 H26-がん政策-一般-018），2017
　　https://www.ncc.go.jp/jp/cis/divisions/05survivor/pdf/ryoritsushien_vol1.pdf　（最終アクセス　2018/8/22）

プロフィール　古屋佑子　*Yuko Furuya*

産業医科大学 産業生体科学研究所 産業保健経営学研究室 非常勤助教
企業で専属産業医として勤務しています．主な専門は産業医学で，一般内科で診療も時々行っています．有病者支援研究のお手伝いをしながら，日々，事例に診療にと勉強中です．

特集　いつもの診療に"ちょこっと"プラス！外来でできる女性ケア

一歩進んだ女性の
メンタルヘルスケア

小野陽子

Point

- open-ended questionをうまく使いましょう
- 患者さんが話しやすい雰囲気をつくりましょう
- 症状の裏に隠れている社会的背景を見出せるようになりましょう
- 自分で抱え込まずに，心療内科/精神科へうまく紹介しましょう

Keyword ▶　　治療的自己　　治療的配慮　　距離感　　女性のライフサイクル

1　どのように疑って聞き出すか

　女性のメンタルヘルスケアの外来を担当していて感じることは，産婦人科，心療内科・精神科はいずれも，受診に至るには閾値が高い診療科であることです．

　その理由はプライバシーと羞恥心が強くかかわる診療領域であることに起因しています．

　多くの外来では，初診時には問診票への記載が行われていることが多いのですが，身体科の初診問診票で「気持ちが落ち込む」と記載する方はほとんどいません．多くの方が具体的な身体症状ないしは，「だるい」「眠れない」といった形での訴え方となります．

　定型通り，open-ended questionから始めることはもちろんですが，その際に症状や相談内容を受容する姿勢，そして女性特有の生理・心理・社会的要因とライフサイクルの課題に対しての十分な理解が，診察を一歩進めるための鍵となります．

> **今回の患者さん**
>
> 　44歳，女性．未婚．未経産．子宮筋腫に対して，腹腔鏡下子宮全摘術を施行し，術後特に副作用なく経過していたが，2カ月後から，だるさを認めはじめた．

1）面接の始め方

　呼び入れ，自己紹介，本人確認．いつも行う一連の動作のなかで，患者さんの警戒心をほぐす姿勢が必要になってきます．患者さんは何らかの問題やトラブルを抱えて受診に至っていることをふまえ，医療者側は極力常に同じテンション（態度・言葉づかい・声のトーン・距離感）で接するようにしましょう．患者さん側としては，いつも穏やかに「いかがですか」と話しはじめてもらえると，話しやすくなります．そういった先生に診察してもらうとそれだけで安心して，また次の受診まで頑張れたりします．このように**医療者自体がその人にとっての治療薬**であるという考え方を「治療的自己」といいます．

2）付添人の扱い

　基本的にはまず本人のみを呼び入れ，同伴者の同席を望むかどうかの確認を行う必要があります．本人が希望しなければ，本人のみの診察として，終わってから同伴者の話を聞くことも有用です．家族や職場の上司・同僚，友人が同伴している場合，診察に同席してもらうかは状況によります．付添人の方ばかりの発言で**本人が本心を話せないこともあるので，配慮が必要**です．

3）自己解釈モデルを聞く

　患者さん自身が自分の身体症状についてどのように考えているかを知っておくことも重要です．症状の原因や経過を聞いてみることで，症状に関連した心理社会的な内容が浮かび上がることも多いためです．治療方針を決める前に確認しておくことで，ラポール形成に役立つこともあります．昨今では，インターネットで簡単に病名や症状，検査や治療方法が検索できますが，患者さんが偏った情報にとらわれたり，自身の病名を誤って思い込んでいることもあります．

4）心理社会的背景

　患者さんのなかには，身体症状と心理社会的な背景とを関連づけることに抵抗がある方もいます．「**受診された皆さんに伺っているのですが**」と一般化し，**特別でないことを周知**したうえで「今後の治療計画を立てるうえで参考となりますので，生活背景も含めて聞かせてください」と目的を明らかにして聞くようにするとよいでしょう．

5）女性特有の生理・心理・社会的要因とライフサイクルの課題

　初潮を迎えてから閉経を迎えるまで，女性は月経周期ごとに女性ホルモンの影響を受けます（**図1**）．また，その影響はライフイベントとも密接に関与しています．受診された患者さんが，人生においてどのようなライフイベントに面しているかを想像して診療にあたりましょう．

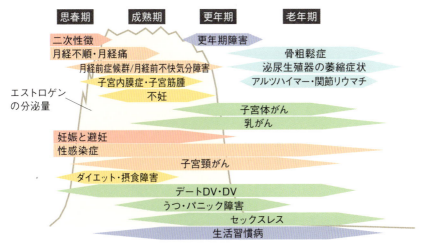

図1 ◆ ライフステージと女性ホルモン（エストロゲン）
女性はそれぞれのライフステージで女性ホルモンの1つであるエストロゲンの影響を受ける．それぞれのライフステージで生じる身体的・精神的変化や疾患の種類を理解しておくことが重要である．

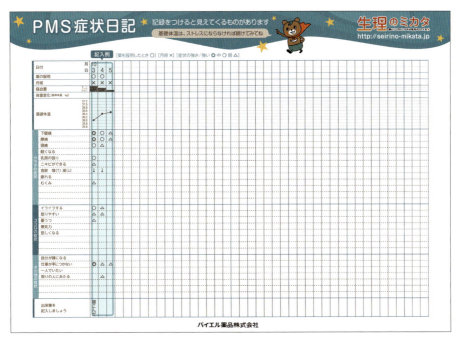

図2 ◆ PMS症状日記の例
（画像提供：バイエル薬品株式会社）

6）女性のメンタルヘルスケア問診のポイント

a）月経周期との関連性

　　月経周期と症状との関連性を確認し，必要に応じて症状日記（**図2**）をお渡ししましょう．必ずしも基礎体温までつける必要はありませんが，自身の身体と心の状態を自分自身でみること

表1 ◆ 社会的再評価尺度

ストレス因子	点	ストレス因子	点
配偶者の死	100	息子や娘が家を出る	29
離婚	73	親戚とのトラブル	29
配偶者との離別	65	自分の特別な成功	28
拘禁や刑務所入り	63	妻が働き始める，辞める	26
家族の死	63	入学・卒業	26
自分のけがや病気	53	生活条件の変化	25
結婚	50	習慣の変更	24
失業・解雇	47	上役とのトラブル	23
婚姻上の和解	45	労働条件の変化	20
退職	45	住居の変化	20
家族の健康上の変化	44	転校	20
妊娠	40	気晴らしの変化	19
性的な障害	39	宗教活動の変化	19
新しい家族ができる	39	社会活動の変化	18
ビジネスの再調整	39	1万ドル以下の借金	17
経済状態の悪化	38	睡眠習慣の変化	16
親友の死	37	同居家族数の変化	15
仕事の変更	36	食習慣の変化	15
配偶者との喧嘩の数	35	休暇	13
1万ドル以上の借金（抵当）	31	クリスマス	12
借金やローンの抵当流れ	30	軽微な法律違反	11
職場での責任の変化	29		

（文献1を参考に作成）
1年間に体験した生活上の変化の評点の合計点から翌年に深刻な健康障害が起こる可能性は
300点以上：80％以上
150〜300点：53％
150点以下：30％

で，「不調なときには大切な用事は入れない」などの生活上の工夫もできるようになります．

b）ストレスとストレッサーの確認

ライフイベントとなるような大きな転機だけでなく，日常生活の些細な出来事もストレス因子となりえます．社会的再評価尺度（表1）[1]では，マイナスなイベントだけでなく，本人にとって喜ばしい内容でもストレスになるといわれています．なぜなら，環境や家族構造の変化事態がストレスの大きな原因となるからです．**マイナスな内容だけでなく，プラスと思えるイベントも含めて確認するようにしましょう．**

c）受診動機の確認

身体症状の確認も大切ですが，「なぜ今日，このタイミングで受診したのか」ということはしっかりと注目しておく必要があります．受診した契機，受診に至った段階を聞くことで症状に関連した心理社会的な背景が見えてくることも多いのです．

d）適度な距離感

うつ病の障害有病率は，女性が男性の約2倍といわれています[2]．そして，**女性のうつ病症状の特徴として，食欲増進・体重増加，感情易変性，自殺企図，症状を強く訴える，治療を求めたがる傾向**があります．傾聴・共感はとても大切な医療行為ですが，その際に患者-医療者の枠を越えるような距離が近すぎる診察や，担当者が変わった際に症状が増悪するような医師への依存形成を行わないよう，適切な距離感を保ちましょう．そのためには，必要に応じてマスクの着用で距離感をとったり，必要以上に口語体での問診を行うことは控えるようにしましょう．

患者さんの経過・その後

閉経前の子宮全摘術は卵巣を温存するため，外科的閉経による更年期障害よりPMSを一番に疑った．よって，基礎体温を記した症状日記を2周期記載したが，体温は一相性であった．そのため更年期障害の可能性も含め採血を施行したところ，女性ホルモン値としては閉経に準拠する数値（エストラジオール検出感度以下かつFSH＞40 mIU/mL）であったため，ホルモン補充療法を開始した．多少の症状改善は認めたものの，著明な改善には至らなかった．初診から3カ月程度経過したところで，改めて生活上のストレスについて確認したところ，職場での人間関係に悩んでいることが判明した．

適応障害からのうつ病の診断で，自宅療養ならびに薬剤加療を開始し，症状は軽快．職場での環境調整を行い，復職を果たしている．

---

❷ メンタル面とかかわりの深い婦人科疾患

1）更年期障害の精神症状

ほてり，のぼせ，hot flushといった**血管運動神経症状**（VMS：vasomotor symptoms）は有名ですが，**不安感や焦燥感（イライラ），気持ちの落ち込み，不眠，疲労感**といった精神症状も多く散見されます．更年期の女性はエストロゲン低下という女性ホルモンの大きな変動とともに，自身のさまざまな衰えや家庭・職場・人間関係においての大きな変化に直面します．この身体的な変化と社会的な変化が，精神的な症状を励起しています．

更年期の女性で特に多い精神症状としては，**うつ・不安・不眠**があげられます．周閉経期ではうつ症状の有病率が増えます[3, 4]．また，うつ症状と不安症は互いに50％の割合で併存します．特に，もともと心配性ではなかった人も更年期・閉経に伴って不安症状を示す割合が増加し，後期周閉経期にはさらに増加するともいわれています[5]．また，更年期女性が不眠になる原因としては，VMSとの関連性も指摘されていますが，VMS以上にうつ・不安との関係性も強いといわれています[6]．

精神症状が強い場合には，SRQ-D® II[7]などの質問紙を使用し，評価したうえで，心療内科や精神科への紹介が必要となります．例えば，SRQ-D® IIのカットオフ値は35点以上で抑うつの可能性が高くなります．専門機関受診までのつなぎとしては，以下のような依存性をつくりづらい処方が望ましいです．

表2 ◆ PMSとPMDDの症状比較表

	PMS	PMDD
規定学会	米国産婦人科学会	米国精神医学会
月経との関連性	・月経開始5日前には症状出現 ・月経開始後4日以内に症状が解消し，13日目まで再発しない	・月経開始前最終週に少なくとも症状が5つ以上出現 ・月経開始数日以内に軽快，月経終了後の週には最小限になるか消失
症状	以下のうち1つ以上 ・身体的症状： 　乳房痛，腹部膨満感，頭痛，手足のむくみ ・情緒的症状： 　抑うつ，怒りの爆発，いらだち，不安，混沌，社会からの引きこもり	・以下の症状のうち1つ以上：感情の不安定性・いらだたしさ・抑うつ・不安感の増加 ・さらに以下の症状のうち1つ以上で，上の症状と合わせると5つ以上となる：興味の減退，集中困難，倦怠感，食欲の著しい変化，過眠または不眠，制御不能な感じ，乳房痛などの身体の膨満感
後方視的な症状記録	過去の3回の月経周期	先行する1年のうちほとんど
前方視的な症状記録	2周期	2周期（診断は暫定的にくだされてもよい）
その他の必須事項	薬剤，ホルモン，アルコール，ドラッグの使用や依存ではないことを確認する	うつ病，パニック症，気分変調症，またはパーソナリティ障害の単なる増悪ではない

（文献9，10を参考に作成）

処方例

- 更年期女性の不安時：クロチアゼパム（リーゼ®）5 mg　屯用
- 更年期女性の不眠時：エスゾピクロン（ルネスタ®）1 mg　就寝前

ただし，希死念慮やうつ病の既往のある女性はすみやかに精神科への受診を促しましょう．
（日本人女性の更年期症状評価表については，別稿「更年期症状からはじめる 女性支援」を参照）

2）PMS/PMDD

● 月経周期との密接な関係に気づく

PMS（月経前症候群）とPMDD（月経前不快気分障害）は，それぞれを定義する学会が異なっており，診断基準なども異なっているため，正確に診断する際には注意が必要です．一番大切なことは「**月経周期に連動して症状が変動していること**」「**月経前に症状が増悪すること**」に気づくことです．

発症頻度としては，性成熟期女性の90％近くが月経前に何らかの心身違和感をもっていると報告されており，日常生活に支障が出る女性の割合はPMSが20〜40％，PMDDが2〜10％ともいわれています[8]．

それぞれの違い，特徴などに関してまとめてみると**表2**のようになります．PMSに関しては，2周期の前方視的記録が必要であること，身体症状が主体的であることが重要であるのに対し，PMDDは精神症状が先に立ち，「月経前になると死にたくなる」「月経前に人が変わったようになる」といった変化が顕著にみられます．そのため，**PMDDでは必ずしも2周期の前方視的記録が必要でない**ことが特筆すべき点です．PMDDを疑った場合は早急に精神科へ紹介しましょう．

3）摂食障害

a）神経性やせ症，神経性大食症，過食性障害

摂食障害とは，**神経性やせ症**（anorexia nervosa：AN），**神経性過食症**（bulimia nervosa：BN），**過食性障害**（binge-eating disorder）のことを指し，**表3**のような診断基準があります．

摂食障害がほかの疾患と大きく異なる点としては，患者本人が治りたくて受診しているのではなく，家族やパートナーに強要されて受診していることが少なくないというところです．治療者は中立的な立場であること，摂食障害が突然死する可能性のある重篤な疾患であることを説明したうえで，まずは専門的な治療が必要となることを伝える必要があります．専門機関を紹介する場合は市町村の精神保健福祉センターに連絡をとり，通院可能な医療機関を紹介するとよいでしょう．また摂食障害の情報窓口としては，摂食障害情報ポータルサイトを参照しましょう[11]．

b）BMI15.4以下ではホルモン治療は禁止

無月経が主訴で受診した女性の原疾患として，摂食障害が隠れていることは多々あります．BMI17以下では摂食障害の可能性を疑いましょう．またBMI15.4以下ではホルモン治療は行うことができず[12]，骨粗鬆症に注意し，骨密度検査を施行します．

4）周産期うつ病

a）拾い上げと紹介

まさに本特集を読んでいただいている先生方に発見，介入していただきたい疾患です．周産期うつ病が問題になる最大の理由は，この病気が自死，新生児虐待に結びついていることにあります．

妊娠期間中および産後に発症・再発したうつ病を含めて周産期うつ病といいます．妊娠中にうつ病を発症もしくは再発する割合は9～16％といわれ，非妊娠女性と比較して発症率に有意差はありません[13]．

産後よく耳にするマタニティブルーズは，産後3～10日以内に始まり，産後2週間以内に治まる一過性の抑うつ状態で，その発症率は15～34％です．マタニティブルーズが産後2週間程度で自然と軽快するのに対して，産後うつ病は産後1年以内に発症し，自然治癒に至りません．マタニティブルーズは本来自然軽快しますが，**マタニティブルーズ症状があった人はその後産後うつ病のハイリスク群**となります[14]．

日本のうつ病有病者のうち，受診者はわずか36.3％といわれており，診断・治療にたどりつかないことの方が多いのです．水面下でどれほどの方がうつ病となっているかという点に関しては恐ろしいものがあります．産後うつ病のスクリーニングとしては，外来の待ち時間などにEPDS[15]（エジンバラ産後うつ病自己評価票：感度75％，特異度93％）を配布，記載していただき，9点以上であれば心療内科・精神科へ紹介しましょう．出産後は通常5～7日目に退院し，その後再度産婦人科へ受診するのは1カ月健診です．実は，その後母親の医療機関受診は必須ではなく，母体の1カ月健診後は児の3カ月健診まで医療機関へ訪れる予定がありません（**図3**）．

表3 ◆ DSM-5の診断基準表

神経性やせ症の診断基準	神経性過食症の診断基準
A. 必要量と比べてカロリー摂取を制限し，年齢，性別，成長曲線，身体的健康状態に対する有意に低い体重に至る．有意に低い体重とは，正常の下限を下回る体重で，子どもまたは青年の場合は，期待される最低体重を下回ると定義される． B. 有意に低い体重であるにもかかわらず，体重増加または肥満になることに対する強い恐怖，または体重増加を妨げる持続した行動がある． C. 自分の体重または体型の体験の仕方における障害，自己評価に対する体重や体型の不相応な影響，または現在の低体重の深刻さに対する認識の持続的欠如 コードするときの注：神経性やせ症はICD-9-CMでは病型にかかわらず307.1にコードされる．ICD-10-CMコードは下位分類（下記参照）による． ▶いずれかを特定せよ （F50.01）摂食制限型：過去3カ月間，過食または排出行動（つまり，自己誘発性嘔吐，または緩下剤・利尿薬，または浣腸の乱用）の反復的なエピソードがないこと．この下位分類では，主にダイエット，断食，および/または過剰な運動によってもたらされる体重減少についての病態を記載している． （F50.02）過食・排出型：過去3カ月間，過食または排出行動（つまり，自己誘発性嘔吐，または緩下剤・利尿薬，または浣腸の乱用）の反復的なエピソードがあること ▶該当すれば特定せよ 部分寛解：かつて神経症やせ症の診断基準をすべて満たしたことがあり，現在は，基準A（低体重）については一定期間満たしていないが，基準B（体重増加または肥満になることへの強い恐怖，または体重増加を回避する行動）と基準C（体重および体型に関する自己認識の障害）のいずれかは満たしている． 完全寛解：かつて神経性やせ症の診断基準をすべて満たしていたが，現在は一定期間診断基準を満たしていない． ▶現在の重症度を特定せよ 重症度の最低限の値は，成人の場合，現在の体格指数（BMI：Body Mass Index）（下記参照）に，子どもおよび青年の場合，BMIパーセント値に基づいている．下に示した各範囲は，世界保健機関の成人のやせの分類による．子どもと青年については，それぞれに対応したBMIパーセント値を使用するべきである．重症度は，臨床症状，能力低下の程度，および管理の必要性によって上がることもある． 軽度：BMI≧17 kg/m² 中等度：BMI 16～16.99 kg/m² 重度：BMI 15～15.99 kg/m² 最重度：BMI＜15 kg/m²	A. 反復する過食エピソード，過食エピソードは以下の両方によって特徴づけられる． （1）他とはっきり区別される時間帯に（例：任意の2時間の間の中で），ほとんどの人が同様の状況で同様の時間内に食べる量よりも明らかに多い食物を食べる． （2）そのエピソードの間は，食べることを抑制できないという感覚（例：食べるのをやめることができない，または，食べる物の種類や量を抑制できないという感覚）． B. 体重の増加を防ぐための反復する不適切な代償行動．例えば，自己誘発性嘔吐：緩下剤，利尿薬，その他の医薬品の乱用：絶食：過剰な運動など C. 過食と不適切な代償行動がともに平均して3カ月間にわたって少なくとも週1回は起こっている． D. 自己評価が体型および体重の影響を過度に受けている． E. その障害は，神経性やせ症のエピソードの期間にのみ起こるものではない． ▶該当すれば特定せよ 部分寛解：かつて神経性過食症の診断基準をすべて満たしていたが，現在は一定期間，診断基準のすべてではなく一部を満たしている． 完全寛解：かつて神経性過食症の診断基準をすべて満たしていたが，現在は一定期間，診断基準のいずれも満たしていない． ▶現在の重症度を特定せよ 重症度の最も低いものは，不適切な代償行動の頻度に基づいている（以下を参照）．他の症状および機能の能力低下の程度を反映して，重症度が上がることがある． 軽度：不適切な代償行動のエピソードが週に平均して1～3回 中等度：不適切な代償行動のエピソードが週に平均して4～7回 重度：不適切な代償行動のエピソードが週に平均して8～13回 最重度：不適切な代償行動のエピソードが週に平均して14回以上

〔「DSM-5 精神疾患の診断・統計マニュアル」（日本精神神経学会/日本語版用語監修，髙橋三郎・大野 裕/監訳），pp332-333およびpp338-339，医学書院，2014）より転載〕

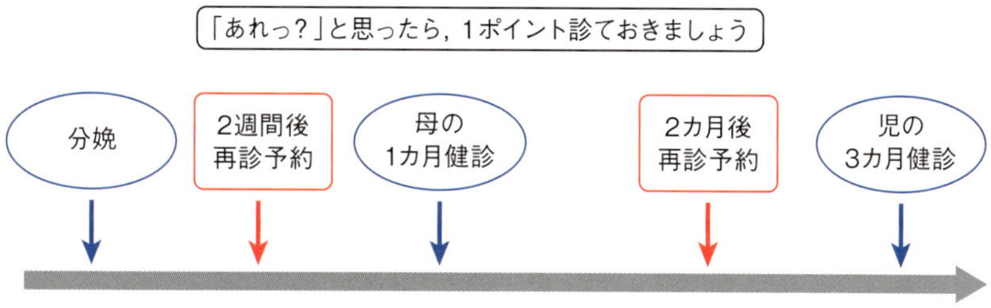

「あれっ？」と思ったら，1ポイント診ておきましょう

分娩 → 2週間後再診予約 → 母の1カ月健診 → 2カ月後再診予約 → 児の3カ月健診

図3 ◆ 産後スケジュールを見てみよう

一番産後うつ病のリスクが高い時期の拾い上げのために，問診票で妊娠中ないしは産後1年以内の場合は，EPDSないしは，時間の許す範囲でうつ病の2質問法[16]を行いましょう．以下の2つの質問のうち，どちらか1項目でもあてはまれば，うつ病の可能性が高くなります．

- この1カ月間，気分が沈んだり，憂鬱な気持ちになったことがありましたか．
- この1カ月間，どうも物事に対して興味がわかない，あるいは心から楽しめない感じがありましたか．

育児は1年で終わりではありません．産後1年を経過したあとも，育児疲れに伴ううつ病の発症は，母子の命を危うくします．小さなお子さんを育児中の方を外来で見かけたら，一言でいいので「お子さん，かわいいですか？ ご自身は休めていますか？」と声がけするようにしましょう．プライマリ・ケア医の皆さんが命綱です！

b）お母さんが笑顔でいることが，子どもの幸せにつながる！

お母さんの多くは，休んではいけないという強迫的な心境におかれています．身体的・精神的にも疲れているときには，何事もうまくいかない負の連鎖が起きます．患者さんが育児疲れしている様子が見受けられる際には，まずは休養が必要です．なかなか休養の提案を受け入れにくい患者さんには「**お子さんのために休養をとりましょう**」「お母さんが休養をとることが結果的に**子どもの笑顔につながります**」ということを強調しましょう．

c）お母さんお休み時間を設定する

そのうえで1週間のなかで2〜3時間だけは，「**お母さんお休み時間**」を設けるよう，ご家族に協力を促しましょう．家庭内での確保が難しい場合，地方公共団体が窓口となっているファミリーサポートなどを利用して，金銭的に負担の少ない形で社会資源を導入するようにしましょう．

5）10〜20代女性に多い朝の不調：「朝起きられない」

うつ病の場合は特に日内変動で朝症状が重く，夕方には症状が多少改善するという特徴がみられます．この症状に類似した症状で日内変動をきたす疾患として，**起立性調節障害**があります．10代から20代の女性に多く，年齢を重ねるにつれて症状が改善していきます．起立性調節障害は仰臥位と起立直後から5分後までの心拍数，血圧を測定することで判断することができます．詳細は別稿「学校生活からはじめる 女性支援」をご参照ください．

おわりに

　男性も女性も身体と心の両者が健康であることが重要です．しかし，特に女性は心の動きがライフイベントを抱えたホルモンバランスの変化によって影響を受けやすい立場にあります．病気だけに目を向けると，なかなか症状の本態にたどり着かないことも多いため，その女性を身体的，精神的，社会的に診ていく姿勢が重要と考えられます．患者さんが「先生だから話せた」というのはとても重要なことです．だからといって，すべてを抱え込みすぎると大きな事故が起きる可能性もあります．病気の拾い上げをしたあとは，適切な距離感を保ち，患者さんの「見捨てられ不安」を煽らないように「○○さん（患者さん）のために，一番よい方法を一緒に考えていきましょう」という形で専門科に紹介するとよいでしょう．

文　献

1) Holmes TH & Rahe RH：The Social Readjustment Rating Scale. J Psychosom Res, 11：213-218, 1967
2) Kessler RC, et al：Sex and depression in the National Comorbidity Survey. I: Lifetime prevalence, chronicity and recurrence. J Affect Disord, 29：85-96, 1993
3) Freeman EW, et al：Associations of hormones and menopausal status with depressed mood in women with no history of depression. Arch Gen Psychiatry, 63：375-382, 2006
4) Bromberger JT, et al：Depressive symptoms during the menopausal transition: the Study of Women's Health Across the Nation (SWAN). J Affect Disord, 103：267-272, 2007
5) Bromberger JT, et al：Does risk for anxiety increase during the menopausal transition? Study of women's health across the nation. Menopause, 20：488-495, 2013
6) Terauchi M, et al：Insomnia in Japanese peri- and postmenopausal women. Climacteric, 13：479-486, 2010
7) 「SRQ-D® II（検査用紙50名分・実施の手引1冊）」（東邦大学心療内科SRQ-D®研究会/編），金子書房，2017
8) Nevatte T, et al：ISPMD consensus on the management of premenstrual disorders. Arch Womens Ment Health, 16：279-291, 2013
9) 「Diagnostic and statistical manual of mental disorders: DSM-5, 5th ed」（American Psychiatric Association），American Psychiatric Publishng, 2013
10) American College of Obstetricians and Gynecologists：Premenstrual syndrome.「Guidelines for women's health care: A resource manual, 4th ed」（American college of Obstetricians and Gynecologists），pp607-613, 2014
11) 摂食障害情報ポータルサイト（専門職の方）　http://www.edportal.jp/pro/　（最終アクセス　2018/8/23）
12) 「神経性食欲不振症のプライマリケアのためのガイドライン（2007年）」（厚生労働省難治性疾患克服研究事業「中枢性摂食異常症に関する調査研究班」），2007
http://www.edportal.jp/pdf/primary_care_2007.pdf
13) Kumar R & Robson KM：A prospective study of emotional disorders in childbearing women. Br J Psychiatry, 144：35-47, 1984
14) Watanabe M, et al：Maternity blues as predictor of postpartum depression: a prospective cohort study among Japanese women. J Psychosom Obstet Gynaecol, 29：206-212, 2008
15) 岡野禎治，他：日本版エジンバラ産後うつ病自己評価票（EPDS）の信頼性と妥当性．精神科診断学，7：525-533, 1996
16) 鈴木竜世，他：職域のうつ病発見および介入における質問紙法の有用性検討― Two-question case-finding instrumentとBeck Depression Inventoryを用いて．精神医学，45：699-708, 2003

プロフィール　小野陽子　*Yoko Ono*
聖路加国際病院 女性総合診療部/東邦大学医療センター大森病院 心療内科
岩手医科大学卒業．産婦人科専門医．専門は女性の心と体と社会をつなぐ女性心身医学，ワークライフバランス．自身が「ママが笑顔でいること」を目標に診療，教育に携わる．閾値低くご連絡，ご紹介ください！

特集 いつもの診療に"ちょこっと"プラス！外来でできる女性ケア

内科からはじめる 女性の健康増進

山下洋充

Point

- 生活習慣病のリスクを見積もるために，過去の妊娠歴について確認する
- がん検診を推奨するときには，検診を受けることによるベネフィット・デメリットを説明する
- 「男性よりも頻度は少ないが，女性で一層注意を払うべき疾患」があることを意識する

Keyword ▶ 予防医療　生活習慣病　乳がん　子宮頸がん　HPVワクチン　骨粗鬆症　COPD

はじめに

　「更年期の女性」と聞いて，どのような人を思い浮かべるでしょうか．もしかすると，不定愁訴が多く，話も長くなるので苦手だという医療者もいらっしゃるかもしれません．しかし，さまざまな健康リスクを抱えるようになるのもこの世代です．患者さんからいろいろとお話を聴くなかで，こちらからも何か役に立つ情報を伝えるチャンスをうかがいましょう！

　女性診療においては，女性ならではの疾患の特徴や病歴聴取のポイントを押さえておくことで，グッと診療が行いやすくなります．本稿では，その勘どころをお示しします．

> **今回の患者さん**
>
> 　46歳女性．3日前からの上気道症状で受診した．過去に帝王切開術を受けた既往がある．現在も喫煙しており，喫煙歴は15 pack-years，飲酒は機会飲酒．受診時の血圧が142/85 mmHgであった．夫，長女と3人で暮らしている．
>
> 　診察の結果，風邪と診断して対症療法の方針とした．そのほかに，患者さんの今後の健康のために，この受診の機会を生かして何か役立つ情報をお伝えすることはできるだろうか．

❶ 更年期女性へのアプローチ

健康増進についての情報提供の方法は，他の患者さんのときと同様です．患者さんが受診した機会を逃さず，がん検診や予防接種のことなど何かワンポイントだけでも情報提供できるとよいでしょう．その際に，**推奨される予防医療のリスト（例：「予防医療の薦め」[1]）を渡して説明すると，患者さんとスムーズに意見交換をすることができます．**

また，女性ならではの疾患の特徴について知っておくことで，健康増進のためにより丁寧な情報提供を行いやすくなります．本稿では，「女性ならではの生活習慣病のリスク」「女性に推奨されるがん検診」「男性にもみられるが，女性だからこそ注意すべき疾患」の3つに分けて概説します．

1）女性ならではの生活習慣病リスクを拾い上げる

加齢や閉経に伴い生活習慣病に罹患する人が増加していきますが，周産期に生じた疾患が生活習慣病の発症と関係していることがあります．

a）妊娠に伴って生じる疾患 〜妊娠高血圧症候群，妊娠糖尿病

妊娠は「自然に生じる体への負荷試験である」[2]といわれることがあります．妊娠中は母体に大きな変化が起こりますが，「妊娠中に妊娠高血圧症候群や妊娠糖尿病を発症するということは，将来的に生活習慣病や心血管疾患を発症しやすい」ことを示しています．

実際に妊娠高血圧症候群の既往があると，後になって高血圧や糖尿病，脂質異常症，心血管疾患を発症しやすくなります[3]．ある報告では，既往のある女性が40代になると3人に1人が高血圧を発症しており，高血圧の発症リスクは既往のない人と比べ約3倍となっていました[4]．

妊娠糖尿病の既往がある女性は，その後に糖尿病を発症するリスクが高いことがメタアナリシスで示されています（RR 7.43 ［95% CI 4.79〜11.51］）[5]．それは産後5年以内に限っても同様です（RR 4.69 ［95% CI 2.84〜7.75］）[5]．

以上のことから，**妊娠高血圧症候群や妊娠糖尿病はプライマリ・ケア医が出産後に確実に引き継ぎを受け，フォローアップを行うべき疾患であり**，米国心臓病学会や米国産婦人科学会もそのように提言しています[6, 7]．

妊娠高血圧症候群については，エキスパートオピニオンですが年1回の血圧，脂質，空腹時血糖，BMIの確認が推奨されています[8]．

妊娠糖尿病の既往のある方に対しては，産後6〜12週頃に75g OGTTを行います[9]．その後のフォローアップの方法については1〜3年おきの任意の血糖検査（空腹時血糖，HbA1c，75g OGTT）を実施します[10, 11]．

b）女性に特有のリスクを問診で拾い上げるためのコツ

今回，冒頭で示した症例の方には，帝王切開術の手術歴がありました．しかし，これだけでは重要な情報を聴き逃している可能性があります．それは，これまでに述べた妊娠高血圧症候群や妊娠糖尿病が帝王切開術の一因となり得るからです．**妊娠歴のある女性を診たときは，過去の妊娠の経過や帝王切開に至った経緯まで充分に確認をすることが，病歴聴取のポイント**といえます．

表1 ◆ 子宮頸がん検診

	対象者	スクリーニング方法	間隔
日本産科婦人科学会[12]	20歳〜	従来法，もしくは液状処理細胞診標本法	2年ごと
USPSTF[13]（米国予防医学作業部会）	21〜65歳まで（充分に検診を行っている場合）	従来法（30歳以上はHPV検査併用も可）	3年ごと（HPV検査を併用する場合は5年ごと）

表2 ◆ 乳がん検診

	対象者	スクリーニング方法	間隔
日本乳癌学会[14]	40〜74歳	マンモグラフィ	2年
USPSTF[15]（米国予防医学作業部会）	50〜74歳（40代はルーチンには推奨しない）	マンモグラフィ	2年

　一方で，妊娠経過中に何らかの異常があったことを患者さんが忘れていることもあるでしょう．患者さんに必要なケアを提供するためには，産婦人科医をはじめとした周産期スタッフと互いに情報を交換できるような連携体制を整えることが不可欠です．

 ここが女性診療のポイント
　妊娠歴のある女性を診たときは，過去の妊娠歴や経過を確認して生活習慣病リスクを見積もり，患者さんに情報提供を行う．また，周産期スタッフとの連携体制を築き，重要な疾患については確実にフォローアップを行う．

2）女性に推奨するがん検診

　女性のみが対象となるがん検診（子宮頸がん，乳がん）の概要を（表1，2）に示します．子宮頸がん検診の実施により死亡率が低下することは，日本のコホート研究で示されています（HR 0.30 ［95 % CI 0.12〜0.76］）[16]．乳がん検診についても，40代以上の女性を対象としたメタアナリシスで死亡率の低下が示されています（RR 0.85 ［95 % CI 0.73〜0.98］）[14]．なお，子宮体がん，卵巣がんについては，症状のない人に対するスクリーニングは推奨されていません[17, 18]．

a）子宮頸がん

　米国予防医学作業部会（USPSTF：U.S. Preventive Services Task Force）は，細胞診に加えてHPV検査を併用することにより，5年ごとの検診でも可としています（表1）．日本でもHPV検査を併用して検診を実施している自治体がありますが，この有用性についてはコホート研究で検討中です[19]．

　また，USPSTFでは66歳以上でこれまでに充分に検診を受けている人（過去10年間で行った3回の検診で異常なし）の場合，それ以降のスクリーニングは偽陽性などの害が利益を上回ると結論づけています．日本では対象年齢の上限についての指針はありませんので，**検診の終了時期に関しては患者さんと個別に相談して決定**することになります．

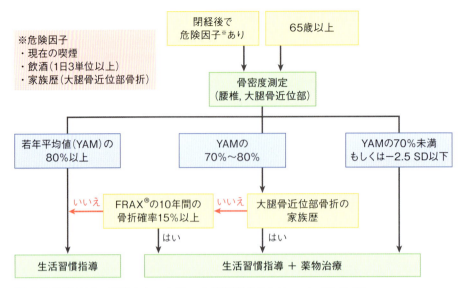

図 ◆ 脆弱性骨折の既往のない女性への骨粗鬆症スクリーニングと治療
（文献21を参考に作成）

b）乳がん

USPSTFは40代を対象とした検診をルーチンでは行わないとしているのに対し，日本乳癌学会は40代以降の女性に対して検診を行うことを推奨しています．これは，日本人の40代女性に対する乳がん検診の害（偽陽性率9.6％など）[20]が米国よりも少ないと見積もられたことが理由です．当然のことですが，検診を推奨するときには検診により生じるベネフィット・リスクを説明することが前提となります．

> **ここが女性診療のポイント**
> 女性にはがん検診（子宮頸がん，乳がん）について，生じるベネフィット・リスクを説明したうえで推奨する．また，推奨されないがん検診についても併せて情報提供する

3）女性で特に注意すべき慢性疾患 ～骨粗鬆症，COPD

がんや生活習慣病のほかにも，女性だからこそ注意すべき慢性疾患があります．その代表的なものに骨粗鬆症があり，閉経によるエストロゲンの低下や加齢に伴って骨量が減少することで発症します．一方で「男性の方が頻度は高いけれど，女性においてより注意を要する疾患」も存在します．今回は，その疾患の例としてCOPD（慢性閉塞性肺疾患）もとり上げます．

a）骨粗鬆症

骨粗鬆症および予備軍を発見するために，40歳から70歳までの女性を対象に市町村の事業として，骨密度測定を含めた骨粗鬆症検診が実施されています．65歳以上の女性に加え，危険因子を有する閉経後の女性においては，骨折リスク評価のための骨密度測定が推奨されています（図）[21]．

簡便なツールとして，骨折の危険因子を用いて今後10年以内の骨粗鬆症性骨折を予測するFRAX®があります[22]．FRAX®は骨密度の値を使用しなくても，算出される骨折リスク値に大きな影響はなく[23]，骨密度測定を実施できない場合においても活用できます．

b）COPD

女性の方が男性と比べて喫煙率は低いため，COPDの有病率も低いのですが，実はここに落とし穴があります．これまでの研究によると，女性のCOPDは男性よりも見逃されているといわれています．これは，**COPDは男性に多い病気であるという医療者の意識（バイアス）**により，**女性に対して呼吸機能検査が実施されにくいのではないかと推察されています**[24]．また，COPDの「発症のしやすさ」や「症状の程度」という点からみると，女性は少量の喫煙でCOPDを発症しやすく，また症状が強く出やすいという研究もあります[24]．女性で喫煙している方を診たときは，より積極的にCOPDの診断や介入を行うよう意識する必要があります．

ここが女性診療のピットフォール

　COPDなど，女性では頻度は低いが，より重大なアウトカムを起こす疾患があることを意識する

患者さんの経過（途中経過）

既往についてより詳しく患者さんに聴いたところ，「妊娠中毒症（現在の妊娠高血圧症候群）」の既往があることが判明した．この既往がある人は高血圧を発症しやすいことを伝え，禁煙を含めた生活習慣改善の指導を行った．子宮頸がんや乳がん検診については昨年受けたとのことであった．
医師：「今後もぜひ，検診を受けることをお勧めします．もし娘さんが成人になられているのでしたら，同様に子宮頸がん検診をお勧めしますが，何歳でいらっしゃいますか？」

❷ 若年女性へのアプローチ

　若い女性に対しても，すべての受診の機会を生かして健康維持のための情報を提供するよう努めます．特に，先ほど述べた子宮頸がんは若年での発症例が増えており，いっそう検診をお勧めしたいところです．

　一方で，若い人は病院を受診する機会が少ないため，医療者から直接情報を提供しにくいという側面があります．そこで今回の症例のように，**ある家族のメンバーを診察するときには，本人だけでなくほかの家族の予防医療についても言及する**というアプローチができると理想的です．

　子宮頸がんは検診のほかにもHPVワクチンを接種して予防する方法があり，日本産科婦人科学会は10～26歳を対象にHPVワクチンを接種することを推奨しています[25]．また，小学校6年生から高校1年生に相当する年齢の女児（おおむね12～16歳）に対しては公費補助を用いて接種することができます．接種対象年齢のことを考慮すると，やはり両親へのアプローチが

欠かせません．日本ではHPVワクチンの定期接種開始後に持続的な疼痛などの重篤な副反応が報告されたことから，厚生労働省は積極的な接種の勧奨を中止しています（2018年8月時点）．しかし，ワクチンの安全性についての報告が多数みられること[26, 27]などをふまえ，今後改めて推奨が変更になることが充分に考えられます．HPVワクチンについて患者さんや家族と話す機会があれば，Webサイトでも入手可能なリーフレット[28, 29]などを用いて情報提供できるとよいでしょう．

> **患者さんのその後**
>
> 患者さんの長女は21歳であったことから，子宮頸がん検診について推奨するとともに，パンフレットを用いてHPVワクチンの効果や害，費用について情報提供を行った．患者さんには引き続き外来に来ていただき，血圧のフォローアップに加え，生活習慣の行動変容を促していくこととしている．

まとめ

女性診療に限ったことではありませんが，女性を診るときにはライフステージに合わせた情報提供が必要です．今回，女性ならではの疾患に加えて「男性の方が頻度は高いけれど，女性でより注意を払うべき疾患」についてもレビューし，健康増進のためのポイントを提示しました．本稿が少しでも皆さまの診療のお役に立てれば幸いです．

文献

1) 亀田総合病院：予防医療の薦め 亀田クリニック 総合内科・家庭医診療科 かかりつけで成人の患者さまへ．2018
   http://www.kameda.com/pr/health/ForHealth.pdf
2) Garcia M, et al：Focused Cardiovascular Care for Women: The Need and Role in Clinical Practice. Mayo Clin Proc, 91：226-240, 2016
3) Männistö T, et al：Elevated blood pressure in pregnancy and subsequent chronic disease risk. Circulation, 127：681-690, 2013
4) Behrens I, et al：Risk of post-pregnancy hypertension in women with a history of hypertensive disorders of pregnancy：nationwide cohort study. BMJ, 358：j3078, 2017
5) Bellamy L, et al：Type 2 diabetes mellitus after gestational diabetes：a systematic review and meta-analysis. Lancet, 373：1773-1779, 2009
6) Mosca L, et al：Effectiveness-based guidelines for the prevention of cardiovascular disease in women--2011 update：a guideline from the american heart association. Circulation, 123：1243-1262, 2011
7) Committee on Practice Bulletins—Obstetrics：ACOG Practice Bulletin No. 190：Gestational Diabetes Mellitus. Obstet Gynecol, 131：e49-e64, 2018
8) American College of Obstetricians and Gynecologists：Hypertension in Pregnancy
   https://www.acog.org/Clinical-Guidance-and-Publications/Task-Force-and-Work-Group-Reports/Hypertension-in-Pregnancy
9) CQ005-2 妊娠糖尿病（GDM），妊娠中の明らかな糖尿病，ならびに糖尿病（DM）合併妊婦の管理・分娩は？「産婦人科診療ガイドライン―産科編2017」（日本産科婦人科学会，日本産科婦人科医会／編），pp29-33，日本産科婦人科学会事務局，2018
10) National Institute for Health and Care Excellence：Diabetes in pregnancy：management from preconception to the postnatal period. 2015
    https://www.nice.org.uk/guidance/ng3

11) American Diabetes Association：13. Management of Diabetes in Pregnancy. Diabetes Care, 40：S114–S119, 2017
12) CQ201 子宮頸部細胞診の適切な採取法は？「産婦人科診療ガイドライン―婦人科外来編2017」（日本産科婦人科学会，日本産婦人科医会／編），pp39-41，日本産婦人科学会事務局，2017
13) Moyer VA：Screening for cervical cancer: U.S. Preventive Services Task Force recommendation statement. Ann Intern Med, 156：880-91, W312, 2012
14) 「乳癌診療ガイドライン2 疫学・診断編 2018年版」（日本乳癌学会／編），金原出版，2018
15) Siu AL：Screening for Breast Cancer：U.S. Preventive Services Task Force Recommendation Statement. Ann Intern Med, 164：279-296, 2016
16) Aklimunnessa K, et al：Effectiveness of cervical cancer screening over cervical cancer mortality among Japanese women. Jpn J Clin Oncol, 36：511-518, 2006
17) Grossman DC, et al：Screening for Ovarian Cancer: US Preventive Services Task Force Recommendation Statement. JAMA, 319：588-594, 2018
18) CQ210 子宮内膜細胞診の適切な採取法と検査対象者は？「産婦人科診療ガイドライン―婦人科外来編2017」（日本産科婦人科学会，日本産婦人科医会／編），pp76-77，日本産婦人科学会事務局，2017
19) 子宮頸がん検診における細胞診とHPV検査併用の有用性に関する研究班HP：http://square.umin.ac.jp/hpvt-study/reason_of_study.html
20) Kasahara Y, et al：Harms of screening mammography for breast cancer in Japanese women. Breast Cancer, 20：310-315, 2013
21) 「骨粗鬆症の予防と治療ガイドライン2015年版」（骨粗鬆症の予防と治療ガイドライン作成委員会／編），ライフサイエンス出版，2015
22) FRAX® 骨折リスク評価ツール：https://www.sheffield.ac.uk/FRAX/tool.jsp?lang=jp
23) Tamaki J, et al：Fracture risk prediction using FRAX®：a 10-year follow-up survey of the Japanese Population-Based Osteoporosis (JPOS) Cohort Study. Osteoporos Int, 22：3037-3045, 2011
24) Jenkins CR, et al：Improving the Management of COPD in Women. Chest, 151：686-696, 2017
25) CQ207 HPVワクチン接種の対象は？「産婦人科診療ガイドライン―婦人科外来編2017」（日本産科婦人科学会，日本産婦人科医会／編），pp63-67，日本産婦人科学会事務局，2017
26) Arbyn M, et al：Prophylactic vaccination against human papillomaviruses to prevent cervical cancer and its precursors. Cochrane Database Syst Rev, 5：CD009069, 2018
27) Suzuki S & Hosono A：No association between HPV vaccine and reported post-vaccination symptoms in Japanese young women：Results of the Nagoya study. Papillomavirus Res, 5：96-103, 2018
28) 日本小児科学会：日本小児科学会の「知っておきたいわくちん情報」（日本版Vaccine information statement (VIS)）http://www.jpeds.or.jp/modules/activity/index.php?content_id=263
29) 厚生労働省：ヒトパピローマウイルス感染症（HPVワクチン）http://www.mhlw.go.jp/bunya/kenkou/kekkaku-kansenshou28/

プロフィール 山下洋充　Hiromitsu Yamashita

京都大学大学院 医学研究科社会健康医学系専攻健康情報学分野 専門職学位課程
家庭医療専門医
今回は女性の健康問題に焦点を当てましたが，男性が抱える健康問題を扱う"Men's health"という分野にも興味をもっています．女性や男性，そしてLGBTといった具合に，ジェンダーという切り口から人間を理解しようとしてみると，思いがけない学びが得られると感じています．

特集　いつもの診療に"ちょこっと"プラス！外来でできる女性ケア

在宅診療でできる！女性ケア
～子宮留膿症を例に

加藤一朗

Point
- ADLの低下した高齢女性の発熱の鑑別診断に子宮留膿症を忘れずに
- 下腹部にも超音波を当ててみる習慣を

Keyword ▶ 　子宮留膿症　発熱　腹痛　帯下異常　骨盤臓器脱

はじめに

在宅や施設での寝たきり患者さんにとって産婦人科受診はハードルが高いため，総合診療医の診察時には，高齢者特有の婦人科疾患を見逃さずにうまく産婦人科受診に結びつけましょう！

今回の患者さん

88歳女性．脳梗塞後遺症による寝たきりのため月1回の在宅へ訪問診療中でしたが，38℃台の発熱があるため往診依頼がありました．診察時に呼吸器感染症状はなく，下腹部圧痛を認めたため早速ポータブル腹部超音波検査を行ったところ，子宮内に約7×4cmの膿と思われる内容物を確認しました（図1, 2）．子宮留膿症と診断し産婦人科へ紹介しました．同日腹部CT（図3）．

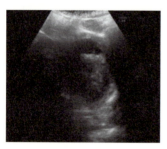

図1 ◆ 腹部超音波画像

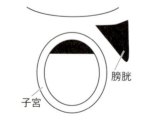

図2 ◆ 子宮留膿症の超音波所見イメージ図
子宮内に膿が貯留している状態

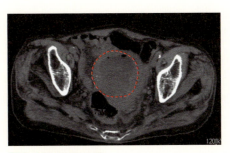

図3 ◆ 腹部CT画像
◯：子宮内に膿が貯留している

> 📌 **女性診療へつなげるコツ！**
> ・高齢者の感染臓器としては肺・尿路・皮膚軟部組織・胆道が多いですが[1]，**ADLの低下した高齢女性は「子宮」も忘れずに**
> ・そのためには「**帯下が増えていないか**」と介護者などに聞くのと，**超音波を下腹部に当ててみる**習慣をつけよう

❶ 子宮留膿症とは？

　子宮留膿症は**子宮内に膿が貯留し，発熱・帯下異常・腹痛を引き起こす疾患**であり，寝たきりなどADLの低下した高齢女性に多く認めますが[2]，子宮頸がんなどを原因とした子宮頸管狭窄，閉塞により腟内分泌物が貯留し発症に至ることもあります[3]（帯下異常については別稿「診療所でできる！ 帯下異常へのアプローチ」をご参照ください）．また，無症候性の子宮留膿症も少なくないですが，逆にまれに穿孔する例もあり要注意です．子宮留膿症は子宮留膿腫とも呼ばれます[4]．

❷ リスクファクター・感染経路・起因菌

1）リスクファクター

　① 加齢に伴う子宮頸管の狭窄，② 腟自浄作用の低下，③ ADL低下，④ 尿・便失禁などがあげられます[5]．

2）感染経路

　外陰，腟，子宮頸管からの上行感染が多いとされています．

3）起因菌

　Bacteroides fragilis, *Prevotella bivia*, *Peptostreptococcus anaerobis*, *Fusobacterium nucleatum* などの嫌気性菌や，*Escherichia coli*, *Streptococcus spp.*, *Klebsiella pneumoniae*,

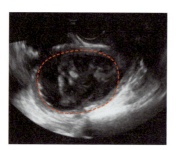
図4 ◆ ドレナージ前の経腟超音波画像
◯：子宮内に膿が貯留している

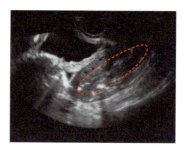
図5 ◆ ドレナージ後の経腟超音波画像
◯：子宮内の膿が排出後

Enterococcus spp. など好気性菌が主にあげられますが，これらの菌の混合感染も多いと考えられています[6]．

3 治療

治療の基本は入院して，産婦人科医による経腟的ドレナージおよび抗菌薬の投与です[2]．

1）経腟的ドレナージ（図4, 5）

クスコ腟鏡を用いて子宮口を確認し，ネラトンカテーテルなどを子宮口に挿入してドレナージを行います．カテーテルを強引に挿入したり，ドレナージによる排膿に加えて洗浄を行う場合に過度の圧を加えると穿孔の危険性が高まるため注意が必要です．筆者は持続ドレナージ目的に，洗浄後はカテーテルを10 cm程度に切って（子宮内に迷入しないようにカテーテル端に安全ピンを刺して），腟内に留置し後日抜去するようにしています．

2）抗菌薬の投与

起因菌から，嫌気性菌をカバーできるアンピシリン／スルバクタムやセファマイシン系のセフメタゾールなどが初期治療として妥当とされています[7]．

4 予防

子宮留膿症を予防するのは，総合診療医としては得意とされるところではないでしょうか？具体的には，まず高齢者を寝たきりにさせないこと，寝たきりになった場合には可能な限り座位を保たせ腟分泌物貯留を避けること，外陰部を清潔に保つことなどの指導が重要です[2]．

患者さんの経過・その後

産婦人科外来において，カテーテルドレナージにて灰白色帯下約40 mL排出した後子宮内を洗浄し，安全ピン付きカテーテルを留置し入院としました．産婦人科受診時の血液検査は，WBC 31,800/μL，CRP 10.2 mg/dLと炎症反応高値でした．入院後抗菌薬アンピシリン／スルバクタムを投与し，入院翌日には解熱しました．

まとめ

- ADLの低下した高齢女性の原因不明の発熱あるいは腹痛を診た場合には，子宮留膿症を鑑別疾患として念頭に置き，積極的に腹部超音波検査を行いましょう！
- 在宅における帯下異常で見逃してはいけない疾患としては子宮頸がん，子宮体がんがあり，血液が混じったような帯下があった場合には産婦人科医に紹介が必要となります．
- 寝たきり女性では少ないですが，会陰部の違和感・下垂感（会陰部にピンポン玉のようなものを触れる）などを訴える高齢者もおられます．その場合は，骨盤内臓器を支持している靭帯や筋膜が出産や加療などによって損傷や脆弱化し，子宮・膀胱などが下垂する骨盤臓器脱（pelvic organ prolapse：POP）を疑い[8]，同様に産婦人科へご紹介ください．骨盤底筋訓練の指導で改善することもありますが，リングペッサリー挿入や手術が必要となります[9]．

文献

1) 山田直樹：熱源はどこまで検索する？ レジデントノート増刊，18：58-63，2016
   ↑ 高齢者に皮膚軟部組織感染症が多いことは目から鱗です．
2) 横田和久，他：症例 婦人科医不在の離島で発症した子宮留膿腫の1例および当院［隠岐島前病院］における子宮留膿腫の検討．月刊地域医学，23：434-438，2009
   ↑ 総合診療医による洗浄・ドレナージなど具体的な治療方法が書いてあります．
3) 中野和俊，他：進行子宮頸癌の子宮留膿腫・子宮穿孔に対し穿孔部ドレーンチューブ留置が奏効した1例．産科と婦人科，84：620-624，2017
   ↑ 子宮留膿症の影に子宮頸癌あり！
4) 「産科婦人科用語集・用語解説集 改訂第3版」（日本産科婦人科学会／編），2013
   ↑ ×：子宮頚部→○：子宮頸部，×：腟→○：膣と漢字は難しいです．
5) 赤澤憲治，他：老年婦人の子宮留膿腫―外来統計にみるその特徴―．日本産科婦人科学会雑誌，43：1539-1545，1991
6) Mikamo H, et al：Studies on the clinical implications of anaerobes, especially Prevotella bivia, in obstetrics and gynecology. J Infect Chemother, 4：177-187, 1998
7) 具 芳明，大曲貴夫：発熱をきたした子宮留膿腫2例の検討．感染症学雑誌，81：302-304，2007
8) 玉井杏奈，他：老年期―産婦人科・泌尿器科分野の症候に関するアプローチ―．月刊地域医学，29：36-40，2015
9) 「産婦人科診療ガイドライン―婦人科外来編2017」（日本産科婦人科学会，日本産婦人科医会／編），日本産科婦人科学会事務局，2017

プロフィール

加藤一朗 *Ichiro Kato*

隠岐病院 産婦人科
もともと日本海に浮かぶ隠岐の島で総合診療医として働いていましたが，この島で産婦人科医がいなくなったときに，助産師の妻から「あなたが産婦人科医にならないと離婚するわよ」といわれて産婦人科研修をし直し，現在産婦人科を得意とする総合診療医のつもりで働いています．その経緯が，まんが「コウノドリ」17巻「離島医療編」に描かれていますので，ご興味あればご覧いただき，ぜひ隠岐の島に来てください．

特集　いつもの診療に"ちょこっと"プラス！外来でできる女性ケア

診療所でできる！
帯下異常へのアプローチ

柴田綾子

Point

- 帯下異常で頻度が多いものは細菌性腟症，カンジダ外陰腟炎
- 帯下異常では性状，pH，検鏡で鑑別を分ける
- 治療は内服または腟剤の自己挿入法がある

Keyword ▶　帯下異常　細菌性腟症　カンジダ外陰腟炎　性感染症
クラミジア頸管炎

はじめに

　おりもの（帯下）の異常の多くは内診台がなくても診療可能です．また，産婦人科受診をためらって我慢している患者さんは沢山います．かかりつけ医でも診られるとわかると患者さんも安心ですし，早期対応にもつながります．なお，腟炎の40〜50％が細菌性腟症，20〜25％がカンジダ外陰腟炎，15〜20％が腟トリコモナス症です[1]．この稿では，プライマリ・ケア現場に多い帯下異常について鑑別の仕方と治療についてご紹介します．

今回の患者さん

82歳女性，週1回訪問診療にて糖尿病と高血圧の管理をしている．
トイレ，お風呂は介助が必要で，ほとんど椅子に座って過ごしている．
ある日自宅を訪ねた時に，家族より「陰部のかゆみがあるので軟膏を処方してほしい」
と希望された．帯下は白色で，発熱，腹痛，性器出血はない．
産婦人科クリニックは遠く受診することが困難である．

表1 ◆ 帯下異常の鑑別

	正常	細菌性腟症	カンジダ外陰腟炎	腟トリコモナス症
帯下の色	透明～白色 時に白黄色	白色～灰色	白色，無臭 外陰部発赤	黄色～緑，泡沫状 外陰部発赤
帯下の特徴	通常1～4 mL/日排出	魚異臭（アミン臭）	濃い白色 （カッテージチーズ様）	異臭
症状	なし	帯下増加 不正出血	灼熱感，痒み， 排尿痛	灼熱感，排尿痛， 性交後出血
感染リスク		なし	糖尿病，抗菌薬使用	性行為
帯下pH	4.0～4.5	4.5以上	4.5以下	5.0～6.0
生食検鏡	乳酸菌多数	clue cells	分芽胞子 仮性菌糸体	トリコモナス原虫
KOH検鏡	陰性	陰性	仮性菌糸体が見やすい	陰性
検査	―	Amsel診断基準 Nugentスコア アミンテスト陽性	帯下培養	アミンテスト陽性 帯下培養
治療	―	メトロニダゾール （経口・腟錠）	イソコナゾール （軟膏・腟錠） フルコナゾール内服	メトロニダゾール （経口・腟錠）

（文献2，3を参考に作成）

1 帯下異常の診察と検査

内診台がない場合はスワブ（綿棒状の検体採取キット）で帯下を評価することができます．患者さんにスワブを渡し帯下を自己採取してもらうか，ベッドに横になってもらい腟にスワブを挿入し帯下を採取します．帯下のpH検査や検鏡を行うことで鑑別と診断を行います（表1）．正常な帯下は，透明から白色で，乳酸菌の影響で酸性（pH 4.0～4.5）となっています．

1）生食検鏡

スライドグラスの上に帯下を少量乗せ，生理食塩液を数滴落としてスライドグラスをかけ検鏡します．正常帯下では多数の腟上皮細胞と乳酸菌（グラム陽性長桿菌）が見えます．カンジダ外陰腟炎では分芽胞子や仮性菌糸体が，細菌性腟症ではclue cell（多数の桿菌が付着した上皮細胞）が，腟トリコモナス症では動くトリコモナス原虫が見えます．

2）KOH検鏡

10％のKOHを生理食塩液の代わりに帯下に乗せることで，細胞壁が壊れてカンジダ外陰腟炎の分芽胞子，仮性菌糸体が見えやすくなります．

3）アミンテスト

KOHを帯下に垂らすことで細菌性腟症の魚異臭（アミン臭）が分かりやすくなる検査です．

表2 ◆ Amsel 診断基準

以下の4項目のうち少なくとも3項目が満たされた場合に，細菌性腟症と診断する
1．腟分泌物の性状は，薄く均一である
2．腟分泌物の生食標本で，顆粒状細胞質を有するclue cellが存在する
3．腟分泌物に10％KOHを1滴加えたときにアミン臭がする
4．腟分泌物のpHが4.5以上である

（文献3より転載）

4）Amsel 診断基準

帯下pH，アミンテスト（アミン臭），生食検鏡によって得られたclue cellから細菌性腟症の臨床診断を行う基準（表2）です．

5）Nugent スコア

帯下のグラム染色による細菌性腟症の診断法の1つ．形状で乳酸菌と*Gardnerella*や*Mobiluncus*の数を評価する．1000倍で見た1視野で菌数を確認して点数化し，合計7〜10点を細菌性腟症と診断する．

乳酸菌	1視野あたり1菌数以下で3点，30菌数以上で0点
Gardnerella	1視野あたり30菌数以上で4点
Mobiluncus	1視野あたり30菌数以上で2点

> ▶ ここがピットフォール
>
> 帯下異常のなかに子宮頸がん・子宮体がん・子宮留膿腫が隠れていることがあります．性器出血が持続している，腹痛，発熱を認める場合は産婦人科へ紹介してください

高齢者の帯下異常

高齢者の帯下異常で多いのは萎縮性腟炎による**性器出血**，カンジダ外陰腟炎による**掻痒**，細菌性腟症による**帯下異臭**です．

1）カンジダ外陰腟炎

抗菌薬使用後，糖尿病，消耗性疾患，妊娠中に発症しやすく，掻痒が強い白色帯下が特徴です[3]．75％の女性が一度はかかるほど頻度は多く[3]，掻痒が主訴の場合はカンジダ外陰腟炎のLR（likelihood ratio）は3.3と高くなります[2]．治療は抗真菌薬の腟錠や内服，軟膏です．カンジダは腟の常在菌であるため，根絶する必要はありません．治療の目標は症状がなくなる程度にカンジダの数を減らすことなので，症状がなくなれば治療終了とします．

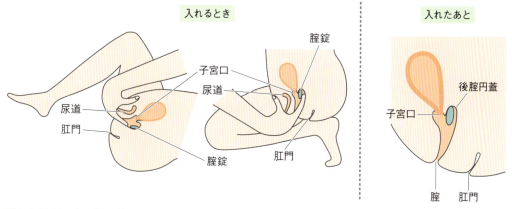

図1 ◆ 腟剤の自己挿入法
腟錠は寝た状態または座った状態で自己挿入してもらう．自己挿入できない場合は，介護者に手袋をはめて挿入してもらう．腟内は常在菌が存在するので，清潔操作である必要はなく，普通の手袋で大丈夫である．

> **処方例**
>
> ・フルコナゾール（ジフルカン®カプセル） 1錠50 mg　1回3錠　内服単回（食後）
> または
> ・イソコナゾール（アデスタン®）腟錠　　 1錠300 mg　1回2錠　1週間に1回
> または
> ・クロトリマゾール（エンペシド®）クリーム　　　　　1日2～3回塗布　5～7日間

2）萎縮性腟炎

　閉経後の女性の陰部違和感，腟乾燥感，性器出血の場合に鑑別にあげます．低エストロゲンにより腟粘膜，外陰部，尿道の細胞が萎縮し，60歳以上では50％近い人に何らかの症状が認められます[3]．腟pHが6.0以上とアルカリ性になり，検鏡では炎症を示唆する白血球の増加が認められます．治療はエストロゲン腟錠の投与です（図1）．

> **処方例**
>
> エストリオール（エストリール，ホーリン®V）腟錠　1回0.5 or 1 mg　1日1回

3）細菌性腟症

　正常な腟常在菌である乳酸菌が減って嫌気性菌や大腸菌等が増加した状態です．
　多い症状は帯下増加，下腹部痛，不正出血ですが，半数は無症状であり，無症状であれば治療の必要はありません[3]．治療はメトロニダゾールの内服または腟錠投与です．常在菌の構成バランスが崩れていることが病態のため，腟培養検査は推奨されていません[1]．

> **処方例**
>
> ・メトロニダゾール（フラジール®）　内服錠　1錠250 mg　1回2錠　1日2回（朝夕食後）　7日間内服
>
> または
>
> ・メトロニダゾール（フラジール®）　腟錠　　1錠250 mg　1回1錠　1日1回　7〜10日間

> **患者さんの経過・その後**
>
> 訪問診療中の診察にて下着にカッテージチーズ様の白色帯下の付着を認め，掻痒のある外陰部に発赤を認めました．往診中であったため検鏡はできませんでしたが，糖尿病であることや白色帯下の性状からカンジダ外陰腟炎の可能性が高いと判断し，抗真菌薬であるフルコナゾール（ジフルカン®カプセル）1回3錠 1日1回内服単回とクロトリマゾール（エンペシド®）クリームを処方し，確定診断のために腟培養を提出することにした．

❸ 若年者の帯下増加

症例では要介護者の患者さんでしたが，性活動のある若年〜中高年女性の帯下増加では性感染症を鑑別にあげる必要があります．

クラミジア検査や淋菌の核酸増幅検査では，内診で医師が検体を採取したものと患者さん自身が検査スワブを腟に入れて自己採取した検体で大きな差はないという報告があります（**図2**）[4]．CDC（Centers for Disease Control and Prevention：疾病対策予防センター）ではクラミジア検査として，自己検査や女性の尿による検査も選択肢として提示しています[5]．性感染症に関する特定感染症予防指針（平成30年改正）でも，性器クラミジアと淋菌感染症の検体として尿を記載していますが，保険点数は男性尿のみとなっている点に注意が必要です[6]．米国予

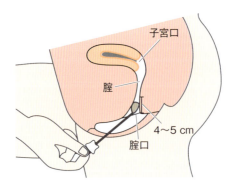

図2◆検体の自己採取
内診台を使用せずに患者さん自身でトイレで検体を採取してもらう方法．
子宮頸がんの自己検査では，子宮口近くまでキットを入れる必要がある．

防医療協会（U.S. Preventive Services Task Force）では，24歳以下の性活動のある女性，性感染症のリスクのある女性に対しては，クラミジアと淋菌の検査をスクリーニングで行うことを推奨しています（Grade B）[7]．性感染症の場合は，パートナーの治療が必要なことを説明し，治療が終了するまでは性交を中止するかコンドームを着用することを推奨します[3]．

1）クラミジア頸管炎

性活動のある女性の帯下異常，性交後出血，下腹部痛，右上腹部痛（Fitz-Hugh-Curtis症候群）で鑑別にあげます．年間25,000人の感染者のうち多くは20代女性です[8]．感染者の90％が無症状で[3]，**感染を放置すると不妊症の原因となるため，疑った場合は積極的に検査**を提案します．

> **処方例**
>
> ・アジスロマイシン（ジスロマック®）　1錠250 mg　1回4錠　内服単回
>
> または
>
> ・クラリスロマイシン（クラリス®）　1錠200 mg　1回1錠　1日2回　7日間内服

2）淋菌

女性では感染者の50％が無症状で，帯下増加のみのことが多い[3]．耐性菌が多くニューキノロン系抗菌薬は80％が耐性のため，経口抗菌薬での治療は推奨されていない[3]．

> **処方例**
>
> ・セフトリアキソン（ロセフィン®）　1g　点滴静注　内服単回
>
> または
>
> ・スペクチノマイシン（トロビシン®）2g　筋肉注射　内服単回

3）トリコモナス腟症

性行為や接触によりトリコモナス原虫が感染し，泡沫状の帯下と異臭，掻痒感が出現します．生食検鏡で原虫を確認するか培養にて診断します．パートナーも治療が必要となります．

> **処方例**
>
> ・メトロニダゾール（フラジール®）　1錠250 mg　1回1錠　1日2回（朝夕食後）10日間内服

➡ 女性診療へつなげるコツ！

・女性患者ではROS（review of systems）のなかに帯下異常を入れて問診をしよう

・帯下増加，匂いの異常，掻痒感，不正性器出血の有無を確認しよう

・帯下異常の患者さんでは子宮頸がん検診の受診歴を確認しよう

まとめ

高齢者における帯下異常で多いものは細菌性腟症，カンジダ外陰腟炎，萎縮性腟炎で，**帯下の性状，pH，検鏡で鑑別が可能**です．女性の問診では，月経に加えて帯下異常をROSに入れてみましょう．**見逃してはいけない疾患として子宮頸がん，子宮体がん**があります．子宮頸がん検診の受診歴を確認し，性器出血が持続する場合には産婦人科医に紹介しましょう．

文 献

1) Vaginitis: Diagnosis and Treatment, Am Fam Physician. 2018 Mar 1；97（5）：321-329.
2) UpToDate,Approach to women with symptoms of vaginitis, Author：Jack D Sobel, MD, Jul 09, 2018
3) 「産婦人科診療ガイドライン―婦人科外来編2017」（日本産科婦人科学会，日本産婦人科医会／編），日本産科婦人科学会事務局，2017
4) Lunny C, Taylor D, Hoang L, et al. Self-Collected versus Clinician-Collected Sampling for Chlamydia and Gonorrhea Screening：A Systemic Review and Meta-Analysis. PLoS ONE.2015.10（7）：e0132776.
5) Centers for Disease Control and Prevention, 2015 STD Treatment Guidelines, MMWR, June 5, Vol. 64, No. 3, 2015
6) 厚生労働省：性感染症に関する特定感染症予防指針，平成30年 https://www.mhlw.go.jp/file/06-seisakujouhou-10900000-kenkoukyoku/0000186685.pdf （最終アクセス 2018/08/27）
7) Final Update Summary: Chlamydia and Gonorrhea（Screening. U.S. Preventive Services Task Force）, 2014
8) 厚生労働省：性感染症報告数．
https://www.mhlw.go.jp/topics/2005/04/tp0411-1.html （最終アクセス 2018/08/27）

プロフィール　柴田綾子　*Ayako Shibata*
淀川キリスト教病院　産婦人科
産婦人科とプライマリ・ケアを橋渡しするような活動をしたいと思っています．現在は，ウィメンズヘルスケア，AI/IT，医学教育，臨床研究等を中心に勉強しています．性感染症や子宮頸がん検診の啓蒙を楽しくできるツールや仕組みを考え中です．

次号（2018年12月号）の特集は…
「睡眠問題，スッキリ解決！（仮題）」
⇒詳しくはp.1279をご覧ください．

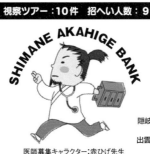
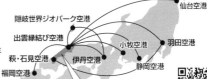
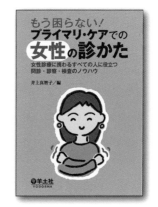

Book Information

Gノート別冊
小児科医 宮本先生、ちょっと教えてください！
教科書には載っていない、小児外来のコツ・保護者への伝え方

編著／宮本雄策　企画・編集協力／大橋博樹

□ 定価(本体 3,600円＋税)　□ A5判　□ 199頁　□ ISBN978-4-7581-1831-6

- 熱性けいれん，喘息，便秘，発達の遅れ，薬を飲んでくれない，不登校などよくある疾患・相談への対応を，現実的かつ本音で解説．
- 小児科医×家庭医の会話形式で，診療の間に楽しみながら気軽に読める！

小児外来に自信がつき，保護者からの信頼度もアップ！

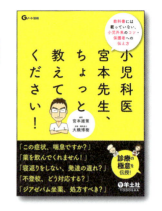

画像所見から絞り込む！頭部画像診断 やさしくスッキリ教えます

編集／山田　惠

□ 定価(本体 4,600円＋税)　□ B5判　□ 295頁　□ ISBN978-4-7581-1188-1

- "画像診断はできれば誰かに任せたい"と思っていませんか？　画像所見ごとの解説で，診断に至るまでの道筋が整理でき，苦手意識も払拭！
- 鑑別のフローチャートで素早く調べられ，いざというときすぐ役立つ！

救急・当直・外来で，見逃しなく適切な判断につなげられる！

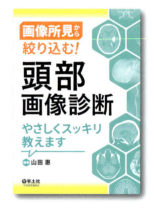

ABC of 臨床推論
診断エラーを回避する

編集／Nicola Cooper，John Frain　監訳／宮田靖志

□ 定価(本体 3,200円＋税)　□ B5判　□ 120頁　□ ISBN978-4-7581-1848-4

- 欧米で研究が進む診断エラーの知見を交えて，臨床推論の基本を解説
- 推論過程に関わる認知バイアス，ヒューマンファクターの解説も充実
- 初学者だけでなく，診断的思考のアップデートをしたい方にもおすすめ

診断エラーはなぜ起こる？どう防ぐ？診断の質向上に役立つ1冊

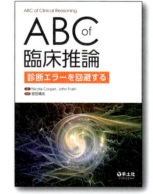

発行　羊土社 YODOSHA　〒101-0052　東京都千代田区神田小川町2-5-1　TEL 03(5282)1211　FAX 03(5282)1212
E-mail：eigyo@yodosha.co.jp
URL：www.yodosha.co.jp/

ご注文は最寄りの書店，または小社営業部まで

Book Information

非専門医が診る しびれ
しびれパターンによる分類と
病態生理からわかる鑑別疾患

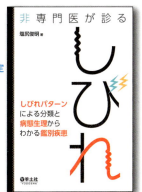

近刊 10月中旬発行予定

著/塩尻俊明
- 定価(本体 4,500円+税) □ B5判 □ 約200頁 □ ISBN978-4-7581-1840-8

- しびれのパターン(部位や経過など)ごとに疾患を分類
- それぞれの疾患の典型例,非典型例,鑑別疾患を,病態生理から解説
- 非専門医の立場での診断・治療や,コンサルトのタイミングも紹介

鑑別疾患や非典型例も、病態生理からの解説で腑に落ちる！

癌の画像診断、重要所見を見逃さない

全身まるごと！
各科でよく診る癌の鑑別とステージングがわかる

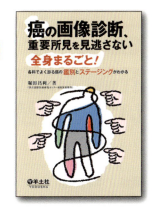

新刊

著/堀田昌利
- 定価(本体 4,000円+税) □ A5判 □ 187頁 □ ISBN978-4-7581-1189-8

- 各科で診る機会の多い癌に絞って早期発見のコツ,腫瘍発見時の対応,ステージング・良性/悪性の鑑別などを平易に解説
- 解剖やリンパ節の解説もあるので,全ての医師にお勧め！

全身を1冊で網羅した今までにない癌の画像診断入門書

肺癌薬物療法のエビデンスとコツ
なぜその治療を選ぶのか、エキスパートの考え方教えます

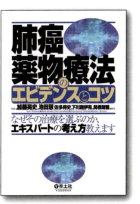

近刊 10月中旬発行予定

監修/加藤晃史,池田 慧 編集/佐多将史,下川路伊亮,関根朗雅
- 定価(本体 5,500円+税) □ B5判 □ 約220頁 □ ISBN978-4-7581-1839-2

- 症例をベースに治療選択に役立つエビデンスと考え方を解説！
- 2ndライン以降や有害事象などについても紹介！
- 考え方からわかるから,自分でも実践できる！

増える薬剤、エビデンス…困ったらプロに聞いてみよう！

発行 **羊土社 YODOSHA** 〒101-0052 東京都千代田区神田小川町2-5-1 TEL 03(5282)1211 FAX 03(5282)1212
E-mail: eigyo@yodosha.co.jp
URL: www.yodosha.co.jp/

ご注文は最寄りの書店、または小社営業部まで

レジデントノートのご案内

プライマリケアと救急を中心とした総合誌

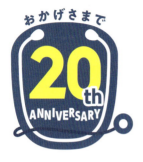

レジデントノートは2018年度で『創刊20年目』となりました．これからも読者の皆さまに寄りそい，「読んでてよかった！」と思っていただける内容をお届けできるよう努めてまいります．どうぞご期待ください！

最新号

2018年10月号 Vol.20 No.10

特集

肝機能検査、いつもの読み方を見直そう！

症例ごとの注目すべきポイントがわかり、正しい解釈と診断ができる

編集／木村公則

「ASTとLDHが上昇…本当に肝疾患？」といった肝機能検査の悩み，ありませんか？AST・ALTなど検査項目の意味や使いどころを解説！「なんとなく」の解釈から抜け出そう！

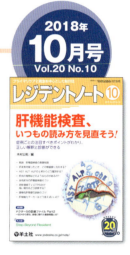

- ISBN978-4-7581-1614-5
- 定価（本体2,000円＋税）

大好評！

2018年9月号 Vol.20 No.9

特集

皮膚トラブルが病棟でまた起きた！

研修医がよく遭遇する困りごとトップ9から
行うべき対応と治療，コンサルトのコツを身につける！

編集／田口詩路麻

「皮膚が赤くなった」「点滴中に腕が腫れた」など，研修医が必ず出合う皮膚トラブルを総力特集．緊急性の判断と必要十分な指示がわかる，かゆいところに手の届く1冊です．

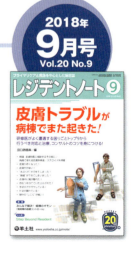

- ISBN978-4-7581-1613-8
- 定価（本体2,000円＋税）

増刊 レジデントノート

1つのテーマをより広くより深く
■年6冊発行　■B5判

Vol.20 No.11　増刊（2018年10月発行）

救急・ICUの頻用薬を使いこなせ！

薬の実践的な選び方や調整・投与方法がわかり、現場で迷わず処方できる

編集／志馬伸朗

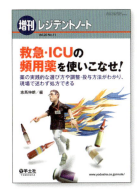

救急・ICUで特によく使う薬について、素早く・的確に処方するために必要な知識を解説。
具体的な希釈・投与の方法や注意事項など、各薬剤の違いを整理して処方できる！

■ ISBN978-4-7581-1615-2
■ 定価（本体4,700円＋税）

続刊　Vol.20 No.14　増刊（2018年12月発行予定）

消化器診療の虎の巻(仮題)

編集／矢島知治

年間定期購読は選べる4プラン！

通常号（月刊）がブラウザからいつでも読める，
レジデントノート WEB版 をぜひご利用ください！

送料※1 サービス

冊子のみ
- 通常号（月刊12冊）　本体 24,000円＋税
- 通常号＋増刊（月刊12冊＋増刊6冊）　本体 52,200円＋税

冊子＋WEB版※2,3（通常号のみ）
- 通常号　本体 27,600円＋税
- 通常号＋増刊　本体 55,800円＋税

※1　海外からのご購読は送料実費となります
※2　WEB版の閲覧期間は，冊子発行から2年間となります
※3　「レジデントノート 定期購読WEB版」は，原則としてご契約いただいた羊土社会員の個人の方のみご利用いただけます

詳細はレジデントノートHPへ！

（雑誌価格は改定される場合があります）

レジデントノート 電子版 ～バックナンバー～

★現在市販されていない号を含む，レジデントノート月刊既刊誌の
　創刊号〜2014年度発行号までを，電子版（PDF）にて取り揃えております。
● 購入後すぐに閲覧可能　● Windows/Macintosh/iOS/Android対応

詳細はレジデントノートHPにてご覧ください▶ www.yodosha.co.jp/rnote/

SNSもやってます！　**Facebook** ▶ www.facebook.com/residentnote　**Twitter** ▶ twitter.com/yodosha_RN

赤ふん坊やの「拝啓 首長さんに会ってきました☆」
～地域志向アプローチのヒントを探すぶらり旅～

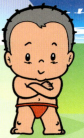

赤ふん坊や
福井県高浜町のマスコットキャラクター．昭和63年生まれの元祖ゆるキャラにして，永遠の6歳．住民―行政―医療の協働の象徴として地域医療たかはまモデルを支える，陰の立役者．

第4回 《千葉県 市原市》 小出譲治 市長

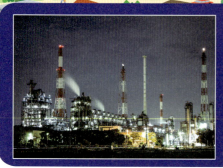

《地域の概要》千葉県・市原市
人　口：277,000人（高齢化率28％）
面　積：368 km²（人口密度753人/km²）
地域の特性：千葉県中央部に位置する県内最大の市．全国3位の出荷額を誇る臨海工業地帯から，山間地まで，多くの特徴をもつ．ゴルフ場の数が日本一．ドラマ撮影などにしばしば起用されるローカル色豊かな私鉄・小湊鐵道も，ファンに人気を誇る．

写真は市原東京湾沿岸，臨海工業地帯の夜景

千葉県市原市の小出譲治市長は，日本の縮図のような市のこれからを見据えて，地域主体の総合計画と，地域の交流を重視した健康増進の取り組みで，安心・安全のまちづくりを推進していらっしゃる市長さんです！高齢化世界一の日本だからこそ，今やるべきことを地域の皆さん主体にうまく推進しているんだって！！そんな市長さんの思いはどこから出てきているのか？お話を聞いてきました！

市民全員が主役と思ってもらえる地域づくり

赤ふん坊や　小出市長，こんにちは！市原市って，とっても広くていろんな特徴がある市だね！そして，何と言っても，圧巻の臨海工業地帯！市長はやっぱり，自慢の臨海工業地帯で，赤ふんどし生産量日本一をめざすために，市長になったんでしょ？

小出　そんな市長いないでしょ（汗）．私は地元市原で運送業を営んでいましたが，28年間も市議を務めた尊敬する先輩の引退に際し，代打として市議選に出馬，2003年から12年間市議会議員を務めました．そんななか，市議になった頃は人口も増えて市の財政も問題なかったのですが，次第に財政状況が厳しくなってきたんです．足元の課題を解決すべきではないか，課題があるときこそ自分がやるべきではないかと思い，市長選へ出馬しました．

坊や　足元もいいけど，腰元もね♪　はい，赤ふん！

小出　ど，どうも……？（汗）

坊や　市長はこの市をどんな市にしたいと思ってるの？

小出　市原市は日本の縮図ともいわれ，臨海工業地帯から市街地，里山までを含有し，かつて国府がおかれた地域でもあります．ここ市原でまちづくりが成功しなければ，どこも成功しないと思っています．ですので，2017年からの市の総合計画※は，未来創生ミーティングや未来会議，未来ワークショップを通じて市民の声と賛同を得て作成し，人口減少社会を乗り切ることをテーマとしています．そして，計画はつくって終わりではありませ

※ 総合計画：地方自治体のすべての計画の基本となり，地域づくりの最上位に位置づけられる計画

ん，この，市民の総意を得た羅針盤をもとに，「市民全員が主役と思ってもらえる地域づくり」に取り組んでいきたいと思っています．……あれ，坊やも総合計画書，持ってるね？ なになに，「ふんどし総合計画」!?

坊や ボクの，羅針盤です♪（*^_^*）

小出 ……総意，得た？（汗）

コミュニティ主体に居場所と健康的なまちをつくる

坊や 市原市では今，医療や健康に関して，どんなことに取り組んでるの？

小出 これまでに，三師会のご協力のもとに実現した救命救急センターの設置など，さまざまなことに取り組んでまいりましたが，先ほど言ったように，市の財政が非常に厳しい状況を十分に考慮して取り組んだのは，加齢による身体機能低下を筋肉トレーニングにより予防する「いちはら筋金近トレ体操」普及事業，健口（けんこう）体操を通じて歯の健康を守る「いちはら歯っぴぃ8020応援隊」などの活動です．いずれも，ただ単に体や歯の健康を守るというだけでなく，健康増進・健康啓発活動を通じて，市民の居場所・活躍できる場所を，市民主体に創出しているものになり，例えば「いちはら筋金近トレ体操」では，自治会などに働きかけ，自分たちで体操する場所を用意していただいて，参加する方の誘いかけもしていただいています．いわば，コミュニティ主体に居場所と健康的なまちをつくるような活動です．市民の理解と活動を得ることで，大型の予算を使わなくても，本質的なまちづくりが可能になります．市原には幸い，元企業人などにまちづくりに前向きに参画してくれる方が多いので，このような取り組みがうまくいっているのかもしれません．

坊や 企業で活躍する術を身につけた人，地域の役割を生き生きとこなす術を身につけた人，ふんどしを身につけた人は，まちづくりに前向きなんだよね～☆

小出 そうそう……ん？ 最後，なんて？

週1回の通いの場をめざして

坊や では，市原市はこれからどんな課題に取り組んでいきますか？

小出 そうですね，小児救急や企業団地の在り方など，今後計画していることも多いですが，先ほどの話と関連しては，高齢者の通いの場の創出です．当市では，住み慣れた地域で健康に安心して暮らしていただけるようにということで，高齢者の方々の週1回以上の交流をめざして取り組んでいます．いかに歩いて行けるところに居場所をつくるか，いかに外出の機会を増やすかが，人口減少時代の

コラム 赤ふんウォッチ！

実際に，「いちはら筋金近トレ体操」の様子を見てきました！ お医者さんやリハビリの先生が開催するのではなく，地域の皆さんが自主的に集まって，自分たちで体操の集まりを実施されていました．みんな笑顔で，体操の会合を楽しみにされている様子がよくわかりました．お邪魔した地区で体操の誘いかけをした方にお話を聞いてみると，「体操で健康になれるのもありがたいけど，みんな，集まっておしゃべりしたりお茶を飲んだりするのが楽しみで参加してくれています．歳をとって仕事を辞め，子ども関係の役割がなくなると，だんだんと自宅以外の居場所がなくなってくるんですが，このような場所があってありがたいと言われます」とのこと．皆さん家族のように親しくされてたよ☆ ボクも，ふんどしの自主的な集まり，開きたいなあ～☆

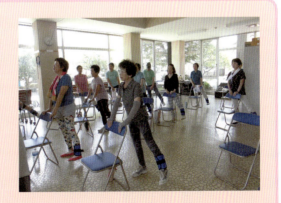

高齢者の健康を守る重要な視点であると考えています．ですので，「住民主体の通いの場補助事業」を展開し，通いの場の創設と運営を促進しています．「ちょうどいい距離」が重要なんです．

坊や　なるほど，まさに「帯に短し襷に長し，ふんどしによし」のことわざの通りだね！

小出　な，なんか違う気が……（汗）．

医師や医療中心の"安心"のまちづくり

坊や　では，市長が総合診療医にしてほしい，こうあってほしいと思うことを教えてください！！

小出　そうですね，専門医の先生方も非常に頑張っ

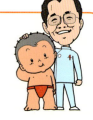

コラム 今回の 赤ふん坊やマネージャーの 地域志向アプローチのタネ

地域における交流と健康

　本連載第1回（Gノート2018年4月号掲載）で，地域の絆やつながりを表す「ソーシャル・キャピタル」の効果・効力について概説しました．地域における交流は，ソーシャル・キャピタルを構成する要素とされています．世間で叫ばれている，世界に類を見ない高齢化，高齢者世帯や独居世帯の急増も相まって，今回取材しました市原市のように，住民の交流を健康計画に活用する自治体が次第に増加しています．では，どの程度交流すれば健康になれるのでしょうか？市原市では週1回以上の交流をめざしていましたが，この数字に根拠はあるのでしょうか？

　全国40自治体の高齢者を社会疫学的視点で追跡する，日本老年学的評価研究（Japan Gerontological Evaluation Study：JAGES）によると，高齢者約15,000人を10年間追跡した調査で，同居者以外の他者との交流が「毎日頻繁群」と比べて，「月1～週1回未満群」では1.3～1.4倍，その後の要介護認定や認知症になりやすく，「月1回未満群」ではそれらに加えて，1.3倍早期死亡にも至りやすいという結果が得られたそうです（図）．つまり，「週1回未満」の状態からが健康リスクになる可能性を提言されているということで，市原市が週1回以上の交流をめざしていることは，非常に理にかなっていると考えられます．

　われわれプライマリ・ケア医が学ぶべき地域志向アプローチの1つの方向性として，地域での交流を生む活動を創出・支援することも，非常にパワフルに健康のアウトカムを改善させる可能性があります．また，その根拠としても上記は非常に有用と感じます．地域の交流，みんなで盛り上げましょう！

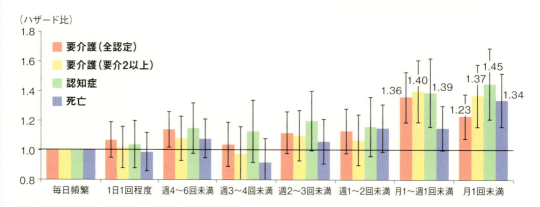

図　同居者以外の他者との交流頻度と健康指標との関連（Cox回帰分析）
性別，年齢，世帯構成，就学年数，婚姻状態，等価所得，治療疾患の有無，物忘れの有無，居住地域を調整した結果
（文献1より引用）

てくださっていますし，当市の三師会の先生方もそれぞれ高い意識で取り組んでいただいていますが，高齢者医療を考慮した際には，当然ながら看取りやアドバンス・ケア・プランニングの話が前面に出てきますので，これらのトータルケアを重視していただける，かかりつけ医の役割を担ってくださる総合診療医の先生方には，大いに期待しています．ぜひ，そういう先生が増えてほしいですね！

坊や では最後に，全国の読者の皆さんへ，メッセージをお願いします！

小出 われわれ行政のなすべきことは，市民の安心・安全の創出だと考えています．今までは駅やまちなか中心の"賑わい"のまちづくりを考えてきましたが，これからは医師・医療者がかかわる"安心"のまちづくりがあってもいいのではと思います．まちに根差したまちづくり活動や，開業などの診療の展開は大歓迎で，市としてしっかりと支援したいと思っていますので，ぜひ市原に根差してご活動ください！！

坊や まさに，「住めば都，穿けばふんどし」ってわけですね！！

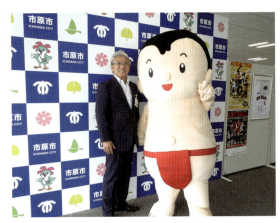

取材の記念に小出市長と，ふんどし産業の交流を約束してもらいました!?

小出 な，なんか後半が……（汗）．

坊や 小出市長，今日は忙しいなかありがとう！次回は，静岡県・森町の太田康雄町長にお話を聞いてきます！お楽しみに〜☆☆☆

文献

1) 斉藤雅茂，他：健康指標との関連からみた高齢者の社会的孤立基準の検討—10年間のAGESコホートより．日本公衆衛生雑誌，62：95-105，2015

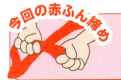

今回の赤ふん締め 週1回以上の地域の交流を支援して，地域主体の健康のまちづくりを推進．

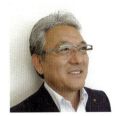

Profile

小出譲治（Joji Koide）

千葉県市原市長
1960年千葉県市原市生まれ．運送会社経営を経て，2003年市原市議会議員に初当選．以降，市議会議長などの要職を歴任しながら，連続3期12年にわたり議員を務め，2015年に市原市長に初当選．現在1期目．
これまでの延長線上の市政運営は通用しないとの思いから「変革と創造」を基本理念に新たなまちづくりを推し進めている．2017年には長年の課題であった，重篤な患者を受け入れる三次救急医療を提供する救命救急センターの設置を実現するなど，安心・安全なまちづくりには特に意欲的に取り組んでいる．
海釣り，射撃，スキーなど多趣味だが「市長就任後は行く暇がありません」

井階友貴（Tomoki Ikai）

福井大学医学部地域プライマリケア講座 教授（高浜町国民健康保険和田診療所／JCHO若狭高浜病院）
福井県高浜町マスコットキャラクター「赤ふん坊や」健康部門マネージャー．着ぐ◯み片手に地域主体の健康まちづくりに奮闘する，マスコミも認める(!?)"まちづくり系医師"．ikai@u-fukui.ac.jp

誌上EBM抄読会

診療に活かせる論文の読み方が身につきます！
情報を上手く取り入れ、一歩上の診療へ

シリーズ編集／南郷栄秀（東京北医療センター 総合診療科）
野口善令（名古屋第二赤十字病院 総合内科）

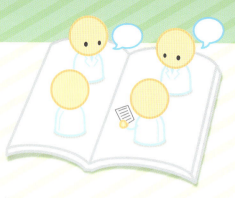

東京北医療センター総合診療科 木曜抄読会

第25回 気管支喘息患者は造影CTを避けるべきか？

坂上達也，南郷栄秀

連載にあたって

EBMスタイルの抄読会とは，ただ英語の文献を読むだけでなく，内容を「批判的吟味」することと，その情報を「どのようにして実際に自分の診療に取り入れるか」を主体的に考えることを主な目的にしています．

本連載では，東京北医療センター総合診療科の「木曜抄読会」と名古屋第二赤十字病院総合内科の「EBMラウンド」という，臨床の現場で実際に行われているEBMスタイルの抄読会を交代で紹介していきます．各回の構成は，まず研修医が各抄読会のフォーマットに沿って抄読会の内容を紹介し，最後に指導医が抄読会の内容に対して考えていることを紹介します．論文を読むだけの抄読会ではなく，論文を現場での判断にどう活かしていくかという考え方のプロセスをお楽しみください．

木曜抄読会フォーマット

臨床状況の呈示：疑問が生まれた症例を紹介

Step 1　疑問の定式化（PICO）：疑問を，どんな患者（patient）が，どんな介入（intervention）を受けると，何と比べて（comparison），どうなるか（outcome）で定式化し，カテゴリー（治療・予防・診断・予後・病因・害）を決定．

Step 2　情報検索：2次資料などから論文を検索し，今回のPICOに一致する論文を選ぶ

Step 3　論文の批判的吟味：論文の研究デザインに対応する「はじめてシート」※を用いて批判的吟味をする

Step 4　患者への適用：「はじめてアプリシート」※を用いて具体的な個別の判断をくだす

Step 5　振り返り：各Stepについて考察する

※著者が運営するサイト The SPELL（http://spell.umin.jp/）よりダウンロードできます

臨床状況

ある日の当直中，20歳の男性（赤羽さん，仮名）が，心窩部痛と嘔気から続発する右下腹部痛を訴えて救急外来を受診しました．38.5℃の発熱があり，McBurney圧痛点の圧痛が陽性で，筋性防御や反跳痛などの腹膜刺激徴候も認めました．また血液検査でWBC 15,000/μL，CRP 7.5 mg/dLと炎症反応の上昇を認めたため，急性虫垂炎による腹膜炎の可能性が高いと判断しました．

診断確定のため腹部造影CTを施行しようとしましたが，赤羽さんは気管支喘息の治療中で，発作は起こさず病状は安定しているものの定期的なステロイドの吸入療法を行っていました．当院の規定では，気管支喘息を治療中の患者は，アナフィラキシーのハイリスクであるという理由で，造影剤を用いた検査が原則禁止されているため，造影CTを施行することができませんでした．結局，赤羽さんは腹部単純CTで虫垂の腫大を認めて急性虫垂炎の診断がついたため，手術を含めた加療目的に外科に入院しました．

これまで，気管支喘息の治療中であることを理由に，造影CTが施行できなかったことは何度か経験がありましたが，今回ふと「世の中には数多くのアレルギー疾患があるにもかかわらず，なぜ気管支喘息の患者のみが，アナフィラキシーのハイリスクということで造影剤利用の原則禁止にあたるのだろうか？ ペニシリンアレルギーや小麦アレルギーがある患者が，通常通り造影剤を使用することが可能であるにもかかわらず，気管支喘息の患者のみが造影剤を使用できないというのは，矛盾するのではないか？ それとも何か，根拠となるものがあるのだろうか？」という疑問を抱いたため，調べてみることにしました．

✓ Step 1：疑問の定式化

上記の臨床状況をふまえて，下記の通り疑問の定式化を行いました．

P（patient）	：気管支喘息の20歳男性が
I（intervention）	：吸入ステロイド治療を要するような病状であるのは
C（comparison）	：そうでない場合と比べて
O（outcome）	：CT撮影で造影剤を使用するとアナフィラキシーを起こしやすくなるか
カテゴリー	：病因（危険因子）

✓ Step 2：情報検索

1）UpToDate®

UpToDate®[1]を検索したところ，「An approach to the patient with drug allergy」の「RISK FACTORS FOR DRUG ALLERGY」にある「Atopy」には，『気管支喘息や食物アレルギーなどのアトピー素因をもつことが薬剤アレルギーのリスクを上昇させるわけではないが，アトピー素因があると薬剤アレルギーが強く出る可能性がある』と記載されていました．また，同じトピックスの「GRADED CHALLENGE」にある「Challenge protocols」には，『Challengeをどの程度のペースで行っていくかは，患者のアレルギーの起こりやすさ，病状の安定具合，医師の経験等によって決定するが，喘息患者についてはChallengeの前には病状が良好にコントロールされていることが望ましい』と記載がありました．

一方，「Immediate hypersensitivity reactions to radiocontrast media：Clinical manifestations, diagnosis, and treatment」の「PRIMARY PREVENTION OF IHRs（immediate hypersensitivity reactions）」にある「Attention to asthma」には，『喘息患者に対して非イオン性低浸透圧造影剤または等浸透圧造影剤の使用する際には，可能な限り喘息の管理を最適化させるように努力すべきであり，さらにこのような一般的な対処をしても即時型過敏反応を起こした経験がある場合は，以降の検査を行う前には前投薬を使用するべきである』と書かれていました．また「Immediate hypersensitivity reactions to radiocontrast media：Prevention of recurrent reactions」には即時型過敏反応を予防するための前投薬として，プレドニゾン（肝臓でプレドニゾロンに代謝されて活性を示す．日本ではヒト用医薬品としては承認されていない）とジフェンヒドラミンを用いることがGrade 2Cで推奨されていました．

2）DynaMed™

DynaMed™[2]の「Prevention of contrast-induced complications」には，ガドリニウム造影剤がアレルギーや喘息の既往のある患者で即時型過敏反応を起こすリスクがオッズ比2.829（95％ CI 1.427〜5.61）倍と高くなることは書かれていましたが，ヨード造影剤についての記載は特にありませんでした．

3）海外の診療ガイドライン

2017年の米国放射線学会（American College of Radiology：ACR）の薬物と造影剤に関する委員会（Committee on Drugs and Contrast Media）[3]が発表した「Patient Selection and Preparation Strategies Before Contrast Medium Administration（患者選択と造影剤使用前の準備戦略）」にある「Risk Factors for Adverse Intravenous Contrast Material Reactions to Contrast Media（造影剤に対する有害反応の危険因子）」には，『喘息の既往はアレルギー様反応の可能性を増やし，喘息患者はより気管支攣縮を発症しやすい傾向があるかもしれない[4,5]』と記載がありました．『ただし，わずかなリスク増加のために造影剤の使用を制限したり，喘息の既往のみに基づいて薬剤を前投与したりすることは推奨されない』とも記載がありました．

また2014年の欧州の泌尿生殖器放射線学会（European Society of Urogenital Radiology：ESUR）の診療ガイドライン[6]の「Acute adverse reactions to iodine-based contrast media」の「Risk factors for acute reactions」の「PATIENT-RELATED」の項にも，『急性反応の危険因子となるのは，① 造影剤に対する中等度もしくは重度の急性副作用の既往，② 気管支喘息，③ 薬物治療を要するアレルギー疾患』と記載がありました．

4）日本の診療ガイドライン

2017年の日本医学放射線学会医療安全管理委員会の，造影剤の安全性に関する小委員会における「ヨード造影剤ならびにガドリニウム造影剤の急性副作用発症の危険性低減を目的としたステロイド前投薬に関する提言」[7]には，ヨード造影剤の急性副作用の発生を確実に予知・予防する方法は存在しないが，『① 造影剤に対する中等度もしくは重度の急性副作用の既往，② 気管支喘息，③ 薬物治療を要するアレルギー疾患等』が危険因子とされていると記載がありました．『ただし，これらが存在しても直ちに造影剤の使用が禁忌となるわけではなく，リスク・ベネフィットを事例ごとに勘案して投与の可否を判断する必要がある』とも記載がありました．

5）論文の選択

上記の複数の診療ガイドラインのなかで根拠となる文献としてとり上げられていた，以下の論文[8]を取り上げることにしました．

Vogl TJ, Honold E, Wolf M, Mohajeri H, Hammerstingl R.
Safety of iobitridol in the general population and at-risk patients.
Eur Radiol. 2006 Jun；16(6)：1288-97.
PubMed PMID：16429272.

✓ Step 3：論文の批判的吟味

今回の論文はiobitridol（ヨード造影剤，本邦では販売されていない）の市販後調査であり，リスク因子を介入とみなした後ろ向きコホート研究であったため，The SPELLの「はじめてコホートシート4.2」[9]を用いて批判的吟味を行いました（図1）．

事前にあげられたリスク因子としては低血圧/高血圧，喘息/アレルギー，糖尿病，心血管疾患，全身状態不良，NYHA III/IVの心不全，腎不全，造影剤副作用の既往，脱水であり，これらについて検証がなされました．

論文の結果ですが，喘息/アレルギーの患者はコントロール群と比較して，ヨード造影剤使用による有害事象全体では1.78％（66/3,699）vs 0.90％（436/48,358）（$p<0.001$）と有意に多かったものの，重篤なもの（呼吸困難，血圧低下，アナフィラキシーショック）に限ると0.054％（2/3,699）vs 0.043％（21/48,358）（$p=0.767$）と有意差はありませんでした．交絡因子の調整は行われていませんでした．

喘息/アレルギー患者全体におけるヨード造影剤使用の主な有害事象の症状としては蕁麻疹（0.46％），熱感（0.35％），瘙痒感（0.32％）で，重篤な有害事象の発生は呼吸困難が0.033％，血圧低下が0.008％，アナフィラキシーショックが0.006％でした．死亡は1例もありませんでした．

✓ Step 4：患者への適用

「はじめてアプリシート2.1」[10]を用いて，エビデンス，患者の病状と周囲をとり巻く環境，患者の意向と行動，医療者の臨床経験のEBM実践の4つの要素を考慮し，気管支喘息患者は造影CTを避けるべきか検討してみました（図2）．

冒頭の赤羽さんは，急性虫垂炎が疑われ，腹膜刺激徴候があり手術療法も考慮される状況でした．このような状況で造影CTを撮影することは，診断確定を容易にするだけでなく，病変の広がりや膿瘍の形成などの情報も得やすくなるというメリットがあると考えました．一方で研究結果を参考にすると，赤羽さんに，アナフィラキシー等の重篤な副作用が起こる絶対的なリスクは限りなく低いものであり，またそのリスクについても，非喘息患者と大差はないものである

はじめてコホートシート 4.2

Critically appraised topic for Cohort study

Reviewer： 坂上　達也 / 西田　裕介　　2017年　11月　2日

authors：Vogl TJ, Honold E, Wolf M, Mohajeri H, Hammerstingl R.
title：Safety of iobitridol in the general population and at-risk patients.
citation：Eur Radiol. 2006 Jun；16（6）：1288-97.
PubMed PMID：16429272.

0．このチェックシートを用いるのは適切か？
☑コホート研究　　→このままチェックを続ける
□横断研究　　　　→「はじめてダイアゴンシート」で評価する
□その他

1．論文のPICOは何か？
P：Iobitridolを用いて造影検査を施行した52,057例
I：喘息やアレルギーのある患者
C：そうでない患者
O：有害事象

2．予後，病因，危険因子，害，予測ルールのいずれかをみる研究か？
□予後　☑病因，危険因子，害　□予測ルール Prediction rule

3．追跡期間はどれくらいか？
追跡期間：明記されていないがおそらく投与後数分～数十分程度と予想される
☑Outcomeが生じるのに十分な追跡期間である
□Outcomeが生じるのに十分な追跡期間とはいえない

4．結果に影響を及ぼすほどの脱落があるか？
□ない　□ある　追跡率＝結果の症例数／研究開始時の症例数　☑不明

5．Outcomeの観察者が危険因子についてmaskingされているか？（予後の場合はskip）
□maskingされている
□maskingされていない
　○maskingされていないが，outcomeの評価には影響を与えない
　○maskingされていないので，outcomeの評価には影響を与える
☑記載がない
　○記載がないが，outcomeの評価には影響を与えない
　☑記載がないので，outcomeの評価には影響を与えるかどうか不明

6．交絡因子の調整が行われているか？（予後の場合はskip）
□多変量解析による調整が行われている
　○Cox比例ハザードモデル　○ロジスティック回帰モデル　○その他
□傾向スコア Propensity scoreが用いられている
☑調整は行われていない
□不明

7．結果の評価
・全患者における割合
　At-risk patients　　　　27.02%
　喘息 and/or アレルギー　7.11%
・有害事象
　喘息/アレルギーあり　3,699人中66人（1.78%）
　喘息/アレルギーなし　48,358人中436人（0.90%）　（p＜0.001）
・重篤な有害事象
　喘息/アレルギーあり　3,699人中2人（0.054%）
　喘息/アレルギーなし　48,358人中21人（0.043%）　（p＝0.767）
・喘息/アレルギー患者の主な有害事象の症状
　蕁麻疹（17人（0.46%）），熱感（13人（0.35%）），掻痒感（12人（0.32%））

図1　はじめてコホートシート4.2

はじめてアプリシート 2.1

Application Information to Individual Patient

Reviewer： 坂上 達也／西田 裕介　　2017年 11月 2日

1. 目の前の患者のPICOを確認する
P：気管支喘息の20歳男性が
I：吸入ステロイドを要するような病状であるのは
C：そうでない場合と比べて
O：CT撮影で造影剤を使用するとアナフィラキシーを起こしやすくなるか
疑問のカテゴリー：治療　・　予防　・　診断　・　予後　・（病因）（危険因子）・　害

2. エビデンスはどのようなものか？
2-1）1本の論文について，批判的吟味の結果をまとめる
　2-1-C．病因，害のカテゴリーの場合
　取り上げた論文の書誌情報　Eur Radiol. 2006 Jun;16(6):1288-97.
　　①調べられた要因（危険因子）は何か？（喘息やアレルギー　　　　　　　　　　　）
　　②リスクの大きさと，その信頼区間（最大リスク，最小リスク）は？
副作用全体では66/3,699（1.78％）と436/48,358（0.90％）（P＜0.001）で有意差あり，severeなものに限ると2/3,699（0.054％）と21/48,358（0.043％）（P=0.767）で有意差なし

2-2）同じPICOの他の研究の結果はどのようなものか？
①最新のシステマティックレビュー／メタアナリシスの結果は？
書誌情報：なし
②①のシステマティックレビュー／メタアナリシスより後に発表された研究の結果は？
書誌情報：なし
③より大規模な研究の結果は？
書誌情報：Eur J Radiol. 2011 Nov;80(2):357-62.
記載内容：Iobitridolを用いて造影検査を施行した160,639例のうち，リスク因子別に有害事象の発生率を比較した市販後副作用調査．喘息／アレルギーありでは11,171人中176人（1.6％），リスクなしでは148,847人中731人（0.5％）だった．
④他の研究
書誌情報：Radiology. 1990;175(3):621-8.
記載内容：古い研究でありabstractも確認できなかった．内容を紹介しているwebサイトによると，喘息およびアレルギーの患者では有害事象の発生率が10倍程度になる，との記載があった．
書誌情報：Am J Roentgenol Radium Ther Nucl Med. 1975;124(1):145-52.
記載内容：こちらも古い研究でありabstractしか確認できなかった．abstract中には喘息の記載はなかった．ただし診療ガイドラインの「喘息が危険因子になる」という記載にはこの論文が引用されているものがあった．

2-3）診療ガイドラインでの記載はどのようなものか？
①国内の診療ガイドラインの記載
ガイドライン名：ヨード造影剤ならびにガドリニウム造影剤の急性副作用発症の危険性低減を目的としたステロイド前投薬に関する提言（2017年6月 日本医学放射線学会医療安全管理委員会 造影剤の安全性に関する小委員会）
記載内容と推奨：ヨード造影剤の急性副作用の発生を確実に予知・予防する方法は存在しないが，①造影剤に対する中等度もしくは重度の急性副作用の既往，②気管支喘息，③薬物治療を要するアレルギー疾患等が危険因子とされている．しかし，これらが存在しても直ちに造影剤の使用が禁忌となるわけではなく，リスク・ベネフィットを事例ごとに勘案して投与の可否を判断する必要がある．
②海外の診療ガイドラインの記載
ガイドライン名：ACR Committee on Drugs and Contrast Media. ACR Manual on Contrast Media ver. 10.3 (2017)
記載内容と推奨：「Patient Selection and Preparation Strategies Before Contrast Medium Administration（患者選択と造影剤使用前の準備戦略）」の「Risk Factors for Adverse Intravenous Contrast Material Reactions to Contrast Media（造影剤に対する有害反応の危険因子）」に喘息の既往はアレルギー様反応の可能性を増やし，喘息患者はより気管支攣縮を発症しやすい傾向があるかもしれないと記載がある．ただし，わずかなリスク増加のために造影剤の使用を制限したり，喘息の既往のみに基づいて薬剤を前投与したりすることは推奨されない，とも記載がある．

図2　はじめてアプリシート2.1　　　　　　　　　　　　　　　　　　（次ページへつづく）

はじめてアプリシート2.1

ガイドライン名：European Society of Urogenital Radiology. ESUR Guidelines on Contrast Media ver. 9.0.（2014）
記載内容と推奨：「Acute adverse reactions to iodine-based contrast media」の「Risk factors for acute reactions」の「PATIENT-RELATED」の項に，①造影剤に対する中等度もしくは重度の急性副作用の既往，②気管支喘息，③薬物治療を要するアレルギー疾患と記載がある．

2-4）その他の2次資料（2次情報）での記載はどのようなものか？
①2次資料（2次情報）名：UpToDate®
記載内容と推奨：「An approach to the patient with drug allergy」の「RISK FACTORS FOR DRUG ALLERGY」にある「Atopy」には，気管支喘息や食物アレルギー等のアトピー素因を持つことが薬剤アレルギーのリスクを上昇させるわけではないが，アトピー素因があると薬剤アレルギーが強く出る可能性がある，と記載されている．また，同じトピックスの「GRADED CHALLENGE」にある「Challenge protocols」には，Challengeをどの程度のペースで行っていくかは，患者のアレルギーの起こりやすさ，病状の安定具合，医師の経験等によって決定するが，喘息患者についてはChallengeの前には病状が良好にコントロールされていることが望ましい，と記載されている．「Immediate hypersensitivity reactions to radiocontrast media：Clinical manifestations, diagnosis, and treatment」の「PRIMARY PREVENTION OF IHRs（immediate hypersensitivity reactions）」にある「Attention to asthma」には，喘息患者の場合は非イオン性低浸透圧造影剤または等浸透圧造影剤の使用に加えて，可能な限り喘息の管理を最適化させるように努力すべきであり，さらにこのような一般的な対処をしても即時型過敏反応を起こした経験がある場合は，以降の検査を行う前には前投薬を使用するべきである，と記載されている．また「Immediate hypersensitivity reactions to radiocontrast media：Prevention of recurrent reactions」には即時型過敏反応を予防するための前投薬として，プレドニゾン（肝臓でプレドニゾロンに代謝されて活性を示す，日本ではヒト用医薬品としては承認されていない）とジフェンヒドラミンを用いることがGrade 2Cで推奨されている．

②2次資料（2次情報）名：DynaMed™
記載内容：記載なし

3．患者の病状と周囲を取り巻く環境はどのようなものか？
3-1）患者はどのような病状か？
3-1-A．目の前の患者での治療や診断法の効果は，その論文や情報が対象としている患者と比べて大きいか，小さいか？
考慮すべき要因：　年齢，性別，人種，病期・重症度，病理，併存疾患（合併症），既に行われている治療内容，その他の要因
論文の患者よりも　□効果が大きい　☑効果は同じ　□効果が小さい　□不明
3-1-B．目の前の患者は，その治療や検査を行うことができる状態か？
☑行うことができる　□行うことができない
3-1-C．患者はこれまでにどのような医療行為を受けているか？　気管支喘息でステロイドを吸入中
3-2）周囲を取り巻く環境はどのようなものか？
3-2-A．その治療や検査を行うために必要となるコストはどのくらいか？
①治療や検査そのものにかかる費用はどのくらいか？　腹部造影CT：約35,000円
②悪い転帰をたどった場合に追加でかかる費用はどのくらいか？　アナフィラキシーで入院したり死亡したりする
3-2-B．患者の置かれた環境でその治療や検査を行うことができるか？　☑できる（ただし院内規則では原則禁止）
□できない

4．患者の好みと行動はどのようなものか？
4-1）エビデンスが扱っているアウトカムの中に，目の前の患者にとっての真のアウトカムは含まれているか？
☑含まれている　□含まれていない
4-2）患者の希望は？
その治療，検査を　☑希望している　□希望していない　□不明

5．医療者の臨床経験はどのようなものか？
その治療，検査を行って　□良かったという実感がある　□良かったという実感がない　□良くなかったという実感がある
☑自分では見たり受けたりした経験がないので分からない

6．目の前の患者に対してどうするか？（臨床判断）
EBM実践の4要素を考えて，目の前の患者に対してどうするかを判断する
その治療，検査を　☑行う（造影CTを施行する）　□行わない

図2　はじめてアプリシート2.1（つづき）

と考えました．

以上のことから，今後同じような臨床状況に陥った場合には，たとえ喘息を併存していたとしても症状がコントロール良好であれば，積極的に造影CTを撮影しようと考えました．

✓ Step 5：振り返り

造影剤の副作用として避けたいものはアナフィラキシーなどに代表される致死的なものであり，軽度の蕁麻疹や熱感などのself-limitedなものに関しては，起こったとしても特段問題のないものであるといえます．一方で，基本的に救急外来で造影CTの施行を考慮する場合，想定する疾患はそれなりの緊急度・重症度であることが多いはずです．

今回調べた結果からは，問題視されるべき重篤な副作用においては，喘息患者であってもその発生に非喘息患者と差異はなく，また絶対的なリスクとしても1万人に1人以下とかなり低そうである，ということがわかりました．

以上をふまえると，とかく救急外来というセッティングにおいては，気管支喘息患者であったとしても，造影CTを施行するメリットの方がデメリットを上回る場合がほとんどである，といえるのではないでしょうか．

ただし当院のように，院内規則で気管支喘息患者に対する造影剤使用が禁止されている病院では（そのような病院は多いのではないでしょうか），その規則に反してCT撮影時に造影剤を使用することは，実際にはややハードルが高いかもしれません．

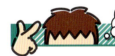
指導医ナンゴウの頭のなか

1）喘息患者における造影剤アレルギーのリスク

喘息患者の造影CTの撮影は，私がこれまで働いてきたいくつかの施設では例外なく禁止されていた．そのため私は，喘息患者では造影剤は禁忌であると，研修医にも指導してきた．そのため，今回論文を読んでじっくり考察できたことは，私にとっても収穫だった．喘息患者に対しても造影剤を使用しているところはどのくらいあるのだろうか．

本研究[8]のようなコホート研究においては，介入効果を検証するために交絡因子の調整が必要である．しかし，本研究では交絡因子の調整は行われていない．そのため，例えばリスクの高い患者には造影剤の使用が控えられているとすると，結果として，造影剤を使用している患者の造影剤アレルギー発症は少なくなり，リスクを過小評価することになりかねない．この点が，本研究で最も大きな問題となるところだろう．

以前，2017年12月号「誌上EBM抄読会」で，造影剤腎症は存在するかというテーマ[11]を扱ったが，その際吟味した論文[12]では造影CTと非造影CTで急性腎傷害の発症に有意な差はみられなかった．造影剤の使用については有害事象が強調されすぎているきらいもあるが，治療と異なり，直接的に患者に利益をもたらさない検査において，有害事象を起こすことには心理的抵抗が大きいというのも理解できる．

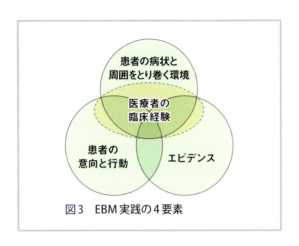

図3　EBM実践の4要素

2）EBM実践の4要素を考える

　エビデンスの患者への適用を考える際には，EBM実践の4つの要素（図3）を検討する．「エビデンス」，「患者の病状と周囲をとり巻く環境」，「患者の意向と行動」，「医療者の臨床経験」である．「はじめてアプリシート」に示すように，各要素について細かく検討を行う．

　「エビデンス」については，論文のプライマリアウトカムだけではなく，検討されているほかのアウトカムの効果や副作用についての結果も確認し，サブ解析の結果もチェックする．また，1本の論文の結果で判断するのは危険であり，同じPICOのほかの研究結果がどうなっているかも調べる．最新のシステマティックレビューを見れば，理論的には検索が行われた時点より以前に発表された論文は網羅されているはずだから，そのシステマティックレビュー以降に発表された論文だけ追加でチェックすればよい．さらに，原著論文だけでなく，国内外の診療ガイドラインや二次資料において，該当する記載も把握しておく．これらを行うことによって，今回のクリニカルクエスチョンについてのエビデンスの全体像が把握できる．今回はシステマティックレビューはなかったものの，いくつかの研究で，喘息が造影剤アレルギーの危険因子になると示されていた．しかし診療ガイドラインには，そのために造影剤の使用が禁忌とされたり，制限されたりするものではないものではないと書かれていた．

　「患者の病状と周囲をとり巻く環境」に関しては，目の前の患者の病状を鑑みて，エビデンスで示されている効果よりも大きくなりそうか小さくなりそうか，実行可能な介入であるか，そしてコストがどのくらいになるかを検討する．喘息患者において造影剤アレルギーのリスクが上がるがその絶対的な大きさは小さいという一般的な事象は，今回の患者でも特に変わることはない．しかしながら，アレルギーが生じた場合に追加でかかるコストは大きく，また，患者の施設には「喘息患者には造影剤を用いてはならない」という規則があった．規則に反して造影剤を使用することは，実際にはかなりハードルが高い．

　「患者の意向と行動」とは，いわゆる患者の価値観である．「意向」は原語では「patient's preference」であり，以前は「好み」と訳されていたが，ある時，診療ガイドラインの会議で患者団体の代表から「好み」では軽く扱われている感じがすると指摘されたことが明かされ，「意向」という訳語に統一された経緯がある．

「**医療者の臨床経験**」については，造影剤の使用が禁止されていたことからこれまでに経験がなく，判断できなかった．経験していないことについての判断は困難であり，もし周囲に経験のある人がいたなら，ぜひ意見を聴かせてもらうのがよいだろう．

3) EBM実践の4要素から行動を決断する

以上を考えると，喘息患者におけるCTの撮影においては，特に腹部CTなどでは造影をすることによって単純CTに付加して診断のための情報が得られるメリットが，きわめて絶対リスクの低い造影剤アレルギーの発症というデメリットを大きく上回ることから，造影剤を使用するべきといえよう．ただ，院内で禁止されていることに反して造影を強行することは許されない．とすれば，まず院内規則を変更する手続きを踏むのが先決だろう．これらEBM実践の4要素はそのバランスが大事である．どの要素が決断に影響するかは個々のケースで変わってくることに注意が必要である．

これらのEBM実践の4つの要素は，EBM抄読会では1つ1つ丁寧に詳細を検討しているが，実際の診療では，無意識的にすばやく考えをめぐらせている．EBM抄読会をくり返すことによって，そのスキルはどんどん上がっていくだろう．

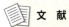

文献

1) UpToDate® https://www.uptodate.com
2) DynaMed™ http://www.dynamed.com
3) ACR Manual on Contrast Media – Version 10.3 / May 31, 2017.
4) Katayama H, et al：Adverse reactions to ionic and nonionic contrast media. A report from the Japanese Committee on the Safety of Contrast Media. Radiology, 175：621-628, 1990
5) Shehadi WH：Adverse reactions to intravascularly administered contrast media. A comprehensive study based on a prospective survey. Am J Roentgenol Radium Ther Nucl Med, 124：145-152, 1975
6) Thomsen HS：European Society of Urogenital Radiology guidelines on contrast media application. Curr Opin Urol, 17：70-76, 2007
7) 日本医学放射線学会医療安全管理委員会 造影剤の安全性に関する小委員会：ヨード造影剤ならびにガドリニウム造影剤の急性副作用発症の危険性低減を目的としたステロイド前投薬に関する提言．2017
8) Vogl TJ, et al：Safety of iobitridol in the general population and at-risk patients. Eur Radiol, 16：1288-1297, 2006
9) はじめてコホートシート4.2 http://spell.umin.jp/BTS_Cohort4.2_CAT.doc
10) はじめてアプリシート2.2 http://spell.umin.jp/BTS_AP2.2_CAT.doc
11) 佐々木貫太郎，南郷栄秀：誌上EBM抄読会 第21回 腎機能障害患者はCT検査時に造影剤使用を避けるべきか？Gノート，4：1475-1484，2017
12) McDonald JS, et al：Risk of intravenous contrast material-mediated acute kidney injury：a propensity score-matched study stratified by baseline-estimated glomerular filtration rate. Radiology, 271：65-73, 2014

坂上 達也（Tatsuya Sakagami） **Profile**

東京北医療センター 後期研修医
当院に入職して4年目になりました．EBMの実践が少しずつできるようになってきたのを実感しています．総合診療と救急医療を上手く組合わせた仕組みの構築，ということが最近のもっぱらの関心事です．

南郷 栄秀（Eishu Nango）

東京北医療センター 総合診療科
当院に入職して12年目になりました．EBMの実践は1つとして同じものがないので，患者さんごとに診療の判断を組み立てていくのは楽しいです．総合診療の質を高めていくために，どのようにEBM教育を盛り込んでいくかが最近のもっぱらの関心事です．

「伝える力」で変化を起こす！ ヘルスコミュニケーション
医師 × 医療ジャーナリストが考える臨床でのコツ

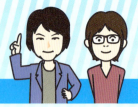

この連載では

臨床の現場でぶつかるさまざまな壁．「患者さんに説明したはずなのに覚えてくれていない…」『わかりました』と言ってくれたのに協力してもらえない」などの医師−患者関係にかかわるものから，地域住民向けの健康講演会まで．実はこうした日々の問題は，「伝え方」にほんのちょっと気をつけるだけで解決する場合があるのです．臨床現場で日々課題に向き合う医師と，コミュニケーションの最前線で働くジャーナリストが，現場で役立つ「ヘルスコミュニケーション」について考えます．

第7回 診療後に「何となく気に入らない」と言われた，どうする？

柴田綾子，市川　衛

【ある月曜日の夜・・・】

（市川）あれ，柴田さん．そんなに落ち込んでどうしたんです？

（柴田）はぁ…．この前夜中に救急受診した患者さんを担当したんですけど，その後で病院に電話があって，家族の方から「態度が気に入らない」とクレームが来たんです．言葉遣いにも気を配って，丁寧に接したつもりだったのに…．なんでだろう？

なるほど，それは本当に，大変だったでしょうねぇ．お気持ちお察ししまーす（棒読みで，スマホをいじりながら）．

市川さん！それ，全然思ってないですよね〜！！（怒）

お気持ち害されたらごめんなさい．実はこれ「メラビアンの法則」といわれているものなんです．簡単にいえば「何を言っているか」という言語情報と「どんなふうに言っているか」という非言語情報とが食い違っていた場合に，非言語情報の方が重視されやすい傾向があるということなんです．

ちょっと深掘り！ ミニ知識

■「メラビアンの法則」とは 〜表情は言葉以上に伝えている〜

心理学者のアルバート・メラビアン氏[1]は，話す言葉と態度の間にギャップがあるとき，人間は非言語情報に重きをおくという研究を発表しました[2]．研究では「好意・嫌悪・中立」を表す単語（好き，嫌いなど），それらが録音された声（声色），表情の写真を用意し，それぞれが一致しない場合，どの情報を優先して解釈するかを調べました．その結果，単語は7％，

声のトーンや口調が38％，表情が55％の重みを占めており，非言語情報が解釈の93％を占めていたことがわかりました．この知見はメラビアンの法則と呼ばれ(注)，話す言葉だけでなく，声のトーンや表情も重要である一つの根拠となっています．

注：メラビアンの法則は，1971年に発表[2]されましたが，大きく誤解された解釈で広まってしまいました．「好き・嫌い」という言葉と声のトーンと表情が一致しない場合，どれを重要視して評価するかという研究でしたが，％のみが独り歩きして「スピーチは見た目が9割」「第一印象ですべてが決まる」のように間違って使われ，メラビアン氏自身のHPで注釈がつけられています[1]．

ぎ，ぎく〜〜．そういえば先日の救急は，仮眠明けで元気がなかったかも．それが態度に現れちゃっていたのかなぁ…．

（真剣に目を見据えながら）ご苦労，お察しします．夜中の救急受診は医療者側も本当に大変ですよね．でも，医療者が思っている以上に，患者さんやご家族は「非言語情報」の影響を受けています．せっかく真摯に診療されているのに，その気持ちがうまく伝わらないのはもったいないですよね….

（確かに，なんか親身になってもらっている気がする…）
そうですか，じゃあ，ちょっと気をつけてみようかな．でも，見た目の印象を決めるのって結局は顔とか外見なんじゃないかって気もします．何かちょっと工夫したくらいで，印象って変わるのかなぁ….

そうですよね，「非言語コミュニケーションを改善」なんて言われても，何から手をつけてよいのか迷いますよね．ここは，まずは基本の「**アイコンタクト**」から意識してみるのはいかがでしょうか？

ちょっと深掘り！ミニ知識

1 最も重要な非言語コミュニケーションとは？

医師と患者のコミュニケーションに関するシステマティック・レビューでは，非言語コミュニケーションで一番患者さんへ影響を与えているものは医師のアイコンタクトでした[3]．95.8％の患者さんが，医師から適切なアイコンタクトがあると安心すると回答し，これは患者の性別，宗教，リテラシーには関係ありませんでした[4]．適切なアイコンタクトとしては54％が「定期的に短く」がよく，あまり長く見つめられたり，ずっとパソコンを見ているのは心地よくないと回答しています[4]．近年，**患者さんと会話している最中にもかかわらず医師が電子カルテの画面を見ていることが**，コミュニケーションに負の影響を与えていることが問題になってきています[5, 6]．

2 そのほかに注意すべき非言語コミュニケーションとは？

2010年の研究では，声のトーン，アイコンタクト，表情に加えて，診察室内の雰囲気，ボディタッチ，医師−患者の対人距離なども非言語コミュニケーションで重要なものにあげられています[7]．

一方，ネガティブな印象を与えるものとして，足を組んでいたり，両腕の位置が非対称であったり，患者さんと対する角度が45°や90°（向き合っていない）などがあります[3]．

 確かに，アイコンタクトが大切って当たり前だと思っていたけれど，あえて意識したことってあまりなかったかも．見つめすぎてもダメで，「定期的に短く」目を見るのが大事ということですね．これなら明日からできそうです！！

 非言語コミュニケーションをうまく使えるようになれば，コミュニケーションをとっている時間自体はそれほど長くかけなくても，患者さんやご家族の満足度を高めることができるかもしれません．
　さらにスキルを上げるために役立つポイントとして，「EMPATHY」というものが提唱されています[8]．以下にその内容をまとめましたので，参考にしてみてください．

ちょっと深掘り！ミニ知識

非言語コミュニケーション力をUPさせる「EMPATHY」とは？

E：アイコンタクト（Eye contact）
　電子カルテの方を向きながら患者さんや看護師さんへ話していませんか？　アイコンタクトは「あなたの話を聞いています」というメッセージを送ることができます．

M：表情（Muscles of facial expression）
　表情には，世界共通の7つの感情表情があり，共感する能力は，それら7つの表情（特に心配や不安）を相手の顔からうまく読みとることだとされています．また，相手の表情を真似ることで，共感を得られやすくなるという報告もあり，表情をうまく使えるかはコミュニケーション能力のUPに重要です．

P：姿勢（Posture）
　姿勢は表情とは別に，相手によい/悪い印象を与える因子です．医師の微妙な姿勢の違いは，患者さんが受ける印象に大きな影響を与えます．患者さんのベッドサイドで，同じ目の高さになるように座る（しゃがむ）ことで，相手へしっかりと向き合う態度を示すことができます．

A：影響（Affect）
　非言語コミュニケーションは無意識に行っているものですが，相手の感情がどのようになっているかを意識的に評価しながらコミュニケーションをとるようにすると，治療に対する相手側（患者さん）の満足度も理解度も高まります．

T：声のトーン（Tone of voice）
　医療過誤の訴訟は，医師の声のトーンと関連しているという研究があります．医師の声のトーンが威圧的な場合，訴訟となる可能性が高くなり，患者さんの状態を心配し温かみのあるトーンで話すと訴訟が減るとされています．

H：患者さん全体を聴く（Hearing the whole patient）
　相手の非言語サインや感情に注意しながらコミュニケーションをとることに加えて，相手のいる環境や立場まで思いを馳せることで，患者さんへの理解が深まります．

> **Y：あなたの反応（Your response）**
> 難しい患者さんとの対面などで，怒りや憤りなど負のスパイラルに陥らないためには，自分自身の反応を客観的に観察し，感情と意識の間に距離をおくことが重要です．

（文献8を参考に作成）

なるほど，姿勢や声のトーンまでは意識してませんでした．

当直明けで疲れていたりすると，ついつい猫背になったり，声のトーンも下がってきてしまいますね．

確かに，知らないうちに「負の印象」を与えていたのかもしれません．今日から診察室での「非言語情報」も意識して，診療してみます！

 ── 明日から使えるヘルスコミュニケーション ──

1. 患者さんに定期的にアイコンタクトをしよう
2. 診察室での座る姿勢と声のトーンを意識しよう
3. 患者さんの最初の話が終わるまではカルテを見ずに患者さんを見よう

次回予告 ▶▶▶ 「デザイン思考」をコミュニケーションに活かす！

文献

1) Mehrabian A："Silent Messages" -- A Wealth of Information About Nonverbal Communication (Body Language). 1981
   http://www.kaaj.com/psych/smorder.html （2018年6月閲覧）
2) 「Silent messages：Implicit communication of emotions and attitudes」(Mehrabian A)，Wadsworth, 1971
3) Pinto RZ, et al：Patient-centred communication is associated with positive therapeutic alliance: a systematic review. J Physiother, 58：77-87, 2012
4) Fahad HK, et al：Patient Attitudes towards Physician Nonverbal Behaviors during Consultancy: Result from a Developing Country. ISRN Family Medicine, vol. 2014, Article ID 473654, 2014
5) Silverman J & Kinnersley P：Doctors' non-verbal behaviour in consultations: look at the patient before you look at the computer. Br J Gen Pract, 60：76-78, 2010
6) Noordman J, et al：Consulting room computers and their effect on general practitioner-patient communication. Fam Pract, 27：644-651, 2010
7) Marcinowicz L, et al：Patients' perceptions of GP non-verbal communication: a qualitative study. Br J Gen Pract, 60：83-87, 2010
8) Riess H & Kraft-Todd G：E.M.P.A.T.H.Y.: a tool to enhance nonverbal communication between clinicians and their patients. Acad Med, 89：1108-1112, 2014

Profile

柴田綾子（Ayako Shibata）

淀川キリスト教病院 産婦人科
共著「女性の救急外来 ただいま診断中！」（中外医学社，2017）
「コミュニケーション」というと，話す言葉や内容に重きをおきがちですが，実はアイコンタクトや声のトーンなどの非言語コミュニケーションが占めている割合が大きいのがわかりました．非言語コミュニケーションの多くは，無意識に行っているものが多く，自分で気づきにくいことがあります．同席している看護師や外来事務員，隣のブースにいる医師などから気づいた点などを指摘してもらえる環境があると上達しやすいかもしれません．

市川　衛（Mamoru Ichikawa）

NHK制作局チーフ・ディレクター（科学・環境番組部）
東京大学医学部健康科学・看護学科卒業．NHKスペシャルなどの制作のほか，医療ジャーナリストとしてYahoo！ニュース個人など執筆を行う．東京大学・京都大学などでヘルスコミュニケーションについて講義活動を行っている．
「伝える」力は，薬や手術と同じように，ものごとを「変える」力をもっているかもしれません．非専門家の立場から，コミュニケーションの重要さやメディアならではのノウハウをお伝えできればと思います．

第22回 尿道カテーテル管理 ②維持期

影山慎二

★ はじめに

前回（2018年8月号），本コーナーで尿道カテーテルの導入期についてとりあげました．

カテーテル留置中の注意点については，観察が主体になります．尿の色や量をみて，これは異常かどうかの判断をし，必要な医療を適切な時期に受けるかどうかがポイントです．今回は，尿の色の観察やカテーテル交換の時期，固定の方法などについて解説したいと思います．

★ 尿の色の異常

通常は黄色い尿が病状によって，赤，黒，紫，白，緑などに変化します．それぞれの色について，疾患の重要性・治療の緊急度を4段階で示します．

◆ 血尿（赤い）

（ 重要性 ★★★★， 緊急度 ★★★★ ）

脳梗塞や心房細動の合併があると，抗凝固薬の継続使用が必要なケースがあります．こうしたケースでは突発的に強い血尿になったりします（図1）．出血した凝血塊が大量になり，尿が出せなくなるのが膀胱タンポナーデと呼ばれる状態です．尿がどんどん溜まって，膀胱の壁が伸展するほど，出血が多くなりさらに悪循環になることがあります．基礎疾患があって抗凝固薬を使用していることが多いので，安易に抗凝固薬を中止するわけにもいかず，止血薬の投与もためらわれるケースが少なくありません．ワルファリンを服用中ならPT-INRなどの測定を行い，導入前に内服量の調整をしておくことは重要です．

抗凝固薬以外の原因では，感染が基礎にあることが多いので，カテーテル交換と可及的膀胱洗浄・カテーテル交換を行います．また2wayのカテーテルから3wayカテーテルへ（図2）の入れ替えを行い，持続的な膀胱灌流で止血を待つことも選択肢の1つです．

凝血塊が大量だと，通常挿入する16Frのカテーテルでは凝血塊が吸引できないため，単孔式の太いネラトンカテーテル（図2）や先穴と先端部の側孔が二孔式となった，三孔先穴カテーテルなどを挿入して，膀胱に生理食塩水を注入し，陰圧をかけて浮遊した凝血塊を吸引する操作が必要なこともあります（膀胱内凝血塊除去術）．

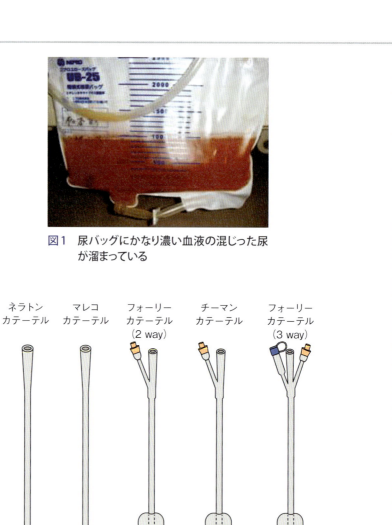

図1 尿バッグにかなり濃い血液の混じった尿が溜まっている

図2 尿道カテーテルの種類

　凝血塊が少しでも膀胱内に残っていると，血塊がさらにカテーテルの詰まりの原因となるので，完全除去をめざして数リットルもの生理食塩水を用いて洗浄をくり返します．患者さんは苦痛で顔をゆがめるくらいですが，また同じことをくり返すのはさらに可哀想だと考え，泌尿器科医は心を鬼にして頑張ります．

◆コカ・コーラのような黒っぽい尿

(重要性 ★★★☆, 緊急度 ★★★☆)

　血尿が強くなり，カテーテルが詰まりかけてくると，色は赤いより黒っぽくなってきます．また，凝血塊が膀胱内に残っていると，少しずつ溶けた凝血塊によって，流れ出る尿は黒っぽく

なります．カテーテルの閉塞をまず第一に考えて，膀胱洗浄やカテーテル交換などの処置を急ぎます．

◆ 紫色の尿

（ 重要性 ★★☆☆， 緊急度 ★☆☆☆）

尿バックが紫色に着色する現象は，紫色尿バック症候群（purple urine bag syndorome：PUBS）と呼ばれます．便秘などで腸内細菌が異常増殖し，腸管内のトリプトファンが細菌によってインドールに分解されます．インドールは腸管から吸収された後に，肝臓で硫酸抱合を受けインジカンとなって尿中に排泄されます．インジカンは尿がアルカリ性だと細菌によって分解され，インジゴ青とインジルビン（インジゴ赤）になります．両者（青と赤）が混合して，尿バックが紫色になります．尿が紫色になるのではなく，紫色の色素がバックや回路に付着・染色することで尿バックが紫色になります（図3A，B）．

便秘などによる腸内環境の変化が基礎にあるので，抗菌薬などを投与しても原因の解決にはなりません．

排便状態の改善を図る目的で，便秘薬の変更や整腸剤の増量が必要です．尿路の感染除去のため，通常2～4週間おきに行うカテーテル交換時期を早めたり，一時的な抜去も考慮します．

◆ 濁った尿（白い）

（ 重要性 ★★★☆， 緊急度 ★★☆☆）

濁りの原因として細菌に伴う膿尿と塩類の析出に伴う場合があります（図4）．

カテーテルの留置中は毎日3～10％の確率で有意の細菌尿が発生します．細菌尿が発生した患者のうち，発熱などの尿路感染の症状がみられるのは10～25％です．したがって，長期のカテーテル留置になれば，感染は必発であると考えます．感染予防のための膀胱洗浄を行う必要はないですが，カテーテルが濁りや塩類の析出で閉塞しないための洗浄や，早期のカテーテル交換は必要です．

◆ 全体が白濁した尿

（ 重要性 ★★☆☆， 緊急度 ★★☆☆）

寄生虫のフィラリア感染後にみられます．現在日本人にはないと考えられています．

◆ 緑色の尿

（ 重要性 ★★★☆， 緊急度 ★★☆☆）

緑膿菌感染症でみられます．緑膿菌が緑の色素を反映するために起きます．緑膿菌の感染は重篤であるので，抗菌薬の投与が必要です．

稀ですが，全身麻酔でプロポフォールを使用した後にも緑色になることがあります．

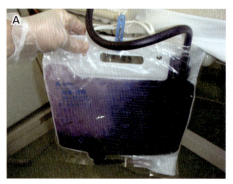 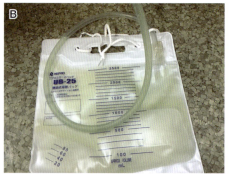

図3 紫色の尿バッグ
Bではチューブ・バッグの一部が，ところどころ紫色になっている．

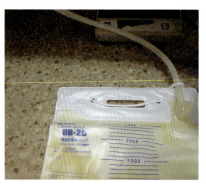

図4 濁りが混じった尿
チューブからまず濁りが目立つようになる．

※写真撮影のために床に置いていますが，実際は床などには置かないよう注意が必要

★ カテーテルの通常管理とその他のトラブル

◆ カテーテルの固定

男性の場合の固定は，尿道の背側に固定することが重要です．女性の場合は，大腿部に固定します（左右交互に行うことが重要）（図5）．尿バックは床に置かないようにします．膀胱より低い位置に置くことが大切です．

◆ 挿入部の消毒

カテーテル留置中の挿入部や陰部のケアについて，CDCガイドラインでは，石けんと微温湯による洗浄と消毒剤によるケアとの細菌発生率には，明らかな差がないことから，シャワーやビデによる洗浄を推奨しています．しかしこれは短期間（14日以内）の留置を念頭においており，長期留置となる在宅での管理では，汚染状況に応じた挿入部（尿道口）やその周囲の消毒・洗浄が必要と考えられます．

◆ カテーテル交換の時期

完全閉鎖式では4週間ごとの交換でよいですが，半閉鎖式ではおおよそ2〜3週ごとに交換が望ましいです．浮遊物の多いケースなどでは早めの交換が望ましいです．

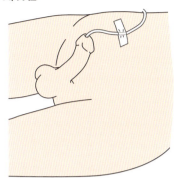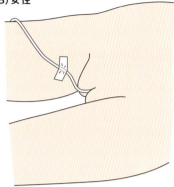

図5　カテーテルの固定
男性は尿道の背側に（A），女性は大腿部に（B），それぞれテープで固定する．

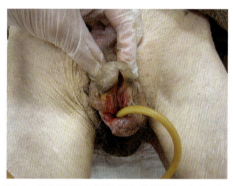

図6　長期留置で尿道がひどく裂けてしまった外尿道口
（文献2より転載）

⭐ 合併症とその対策

◆ 外尿道口のびらんなど
（ 重要性 ★★★☆， 緊急度 ★★☆☆ ）

　カテーテルの固定が不十分だと，尿道口のびらんが発生しやすくなります．尿バックはベッドの同じ側に置かれることが多く，ベッド臥床が長期間になると，尿バッグがある方向にびらんが強くなり，尿道が裂けるように広がったりします（図6）．

● 膀胱瘻への移行

　尿道口の感染やびらんがひどい場合，感染による尿道周囲の膿瘍の形成などが起きた場合は，尿道にカテーテルを留置しておくことが不適切になります．こうした場合は膀胱瘻の適応となります．適応になったら，泌尿器科に送って造設してもらうのが一般的です．ただし緊急の場合，在宅で行うこともあります．抜去する前の尿道カテーテルから，膀胱内に十分な生理食塩

水を注入・クランプして，エコーガイド下に恥骨上から膀胱瘻を造設します．キット製材を利用することが安全に行う近道です．

◆ カテーテルは入っているが，漏れる
（ 重要性 ★★★☆, 緊急度 ★★★☆）

長期留置となると膀胱の萎縮が生じて，膀胱内に尿貯留がされにくくなります．

尿の流れが悪くなると，漏れが生じたりすることがあります．原因としては，感染に伴う膀胱不随意の収縮が増えることが考えられます．カテーテルを太くしたりすると，却って不随の収縮を強めることになります．またカテーテルサイズが18Fr以上となると尿道粘膜の損傷が強くなり，尿道皮膚瘻などの合併症のリスクが高まります．感染対策のための膀胱洗浄や，抗コリン薬の使用で改善する場合もあります．

尿漏れが続く場合には，膀胱内に結石の合併も考慮する必要があり，超音波検査や膀胱鏡などの泌尿器科的検査を考慮すべきです．

◆ カテーテルが抜けない
（ 重要性 ★★★☆, 緊急度 ★★★★）

カテーテルのバルーンを膨らますルーメンの閉塞で，バルーンがへこまず，カテーテル抜去ができないケースがあります．

カテーテルのバルーンをふくらませるためのルートは，注入口付近が最も詰まりやすいので，どうしてもこのルート（側孔）から水が抜けない場合は，カテーテルハサミで短くすることで，側孔からの水流出が可能となり，容易に抜けることがあります．短くしても水が抜けない場合は，この側孔にラジフォーカスなどのガイドワイヤを挿入して，先端のバルーンを内側から破裂させて抜去を試みます．側孔は清潔ではなくっているので，このルーメンから挿入したカテーテルも当然，清潔ではなくなりますから，交換したカテーテルを用いて，膀胱内は十分洗浄をくり返す必要があります．抗菌薬の予防投与も行っておくべきです．

★ DIBキャップの利用

カテーテル留置が長期になると，日中の移動などで尿バッグの携行が必要になる場合も生じてきます．足にバックを固定するタイプのものもあります（図7）が，バッグを使用せず尿意を感じたらキャップを開いて，トイレで留置バルーンを用いて排尿（膀胱尿を捨てる）するキャップ方式（DIBキャップ：図8）を採用することもあります．カテーテル抜去を目的に，膀胱に尿を溜めることで尿意の回復を図るべく，短期間使用することもあります．

他にもカテーテルに単純にふたをするタイプのキャップもあります．キャップ操作が容易にできる患者さんであれば，カテーテル抜去をして，自己導尿を勧める状況とも考えられます．個々のケースに応じて，適応を考えましょう．

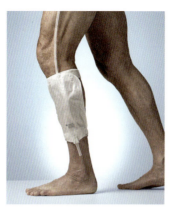

図7　コンビーン　レッグバッグ
（コロプラスト株式会社提供）

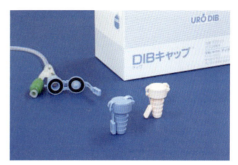

図8　DIBキャップ
（株式会社ディヴインターナショナル提供）

【コラム1：カテーテル交換のコストについて】

　ADLの低下した患者さんのカテーテルの交換は人手がかかりますが，診療点数は同じです．

　何とかならないかと，泌尿器科の仲間の医師とSNSを通じて連絡をとり合い，論文化できました[1]．

　外来で行う留置カテーテルの設置・交換の診療報酬は40点で，再診料（69点）以外には他の加算ができません．泌尿器科の診療所には，他の診療所で交換が難しいケースや，合併症を有している患者さんが多いです．これらのカテーテル交換の際に実際にどの程度の費用が掛かるのか試算する試みを，全国の泌尿器科を標榜する診療所など9施設で調査しました．対象は定期的にカテーテル交換を行っている患者さん93名．年齢，性別，障害高齢者および認知症高齢者の日常生活自立度，カテーテル交換時に診察室に入室してから退室するまでの時間を調べ，介助する看護師などの時給から必要な人件費を算出しました．その結果ADLが低下するほど処置の時間は長くなっていました．カテーテル交換に要した時間は平均21分，交換はすべて医師が行い，処置を介助した看護師の人件費は538円，その他の職種の人件費が415円でした．論文[1]では介助を要するような認知症患者や高齢者のカテーテル管理には，こうした費用に見合う手技料の加点もしくはカテーテル管理加算の新設が妥当と考えられる，と結びました．今後，保険に収載されることを願います．

【コラム2：バルーンカテーテルがなかった頃の話】

　筆者が研修医の頃，はじめて前立腺の恥骨上式前立腺摘除術を執刀させてもらった翌日，上司である25年先輩の泌尿器科医から，次のように質問されました．「昨日は出血も少なくて，上手に手術が終わってよかったね．ところで昨夜先生は，何回膀胱洗浄したかね？」．私は「おかげさまで一度も呼ばれませんでした．今朝は回診で膀胱洗浄しましたが，凝血塊もほとんどなくスムースでした」と自慢げに答えると，先輩医師は，「それはよかった．いい時代になったね…」としみじみと次のような昔話をしてくれました．1960年代半ばまで，バルーンカテーテルは貴重品でした．それがなかった時代は，前立腺摘除術（恥骨上式，恥骨後式）の術後は，さらに大変でした．太いネラトンカテーテルを絹糸で縛り，その糸を尿道にテープで貼り付けるなどして，尿路を確保し，術後の出血による凝血塊でネラトンカテールが詰まらないように，研修医は1～2時間おきにそのネラトンから膀胱洗浄（凝血塊除去術）をしていたそうです．寝る暇もなかったことから「通称：ねずの君」と呼ばれていたそうです（今ならさしずめ，不眠王子，それともネラトン王子？）．詰まれば，患者さんはいきみや痛みで大変なことになりますから，必死だったと思います．詰まりかけの状態で力強く洗浄したりすると，凝血塊が勢いよく飛び出し，時には壁や床にまでまき散らすこともあったとか．個室の壁には，そうしてできた茶色っぽいシミもたくさんあったと言われました．やがて視野のよい内視鏡が使用できるようになり，経尿道的手術による確実な止血操作が可能となり，質のよいバルーンカテーテルの普及もあって，このような徹夜の作業から泌尿器科医は解放されたようです．それにしても昔の研修医は，手術のあった夜は病院からなかなか家には帰れませんでした．

Dr. 影山からの一言

　尿バッグの色の観察は基本です．尿量とともに患者さんの状態がわかるように，介護職などのスタッフにも，「この色の場合は緊急度が高い」などの情報を共有しておくことが大切です．

文　献

1) 中尾孝子，飯田 如，影山慎二，他：カテーテル留置患者の診療の実態と実情に則した管理費用の試算．日本排尿機能学会誌，24：354-358, 2013
2) 「排尿障害で患者さんが困っていませんか？」（影山慎二／著），羊土社，2016

Profile

影山慎二（Shinji Kageyama）

医療法人灯弘会 かげやま医院 院長
1987年新潟大学医学部卒業．卒業後は浜松医科大学泌尿器科で排尿障害の研究・治療に従事．2003年大学を退職して，静岡市に活動の中心を移し，他職種との連携で包括的な排尿障害治療を実践している．

優れた臨床研究は，あなたの診療現場から生まれる
総合診療医のための臨床研究実践講座

監修　福原俊一　　企画　片岡裕貴・青木拓也

臨床の現場で「臨床研究」をどう実践するか，実例をもとに解説するシリーズ．研究をやりたいけれど「何から始めればよいかわからない」「上手くいかない」など，不安や悩みをもつ方へ！

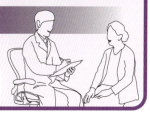

第9回　系統的レビューの具体例

中田理佐，辻本　啓

臨床研究の具体例

静脈穿刺による血液培養検体採取時のクロルヘキシジンの消毒効果について

中田理佐

● はじめに

私は医師4年目の家庭医療専攻医です．初期研修医のときに，系統的レビューについて指導医から学び，行う機会をいただきました．忙しい臨床のなかで研究を進めていくにはいくつかのハードルがあると思います．実際に私の経験を例にとって，系統的レビューをどのように行ったかをご紹介したいと思います．

1　系統的レビューへの道

1）ワークショップ参加

初期研修医になったばかりの春，病院内で開催された「系統的レビュープロトコル作成連続ワークショップ（以下SRWS）」に参加しました[1]．右も左もわからない時期だったので，正直なところ臨床研究について勉強する時間や心の余裕はありませんでしたが，4月最初の指導医がSRWSの主催者だったことが参加のきっかけとなりました．SRWSは4カ月間で計9回開催され，院内講師だけでなく院外講師を招いての系統的レビューの基礎講義や，各回の宿題の解説があり，宿題をこなしていくと最後には研究プロトコル（臨床研究計画書）が完成できるようにカリキュラムが構成（表1）されていました．

表1 SRWSのカリキュラム＠兵庫県立尼崎総合医療センター

第1回	系統的レビューとは／リサーチクエスチョンの系統化
第2回	検索式とデータベースについて／文献管理／Mendeleyの使い方
第3回	文献の選択基準の作成
第4回	個々の文献の質の評価／Cochrane Risk of Bias table
第5回	メタアナリシス／Heterogeneity・Publication Biasの取り扱い
第6回	統合，層別・感度分析，欠測への対処
第7回	結果のまとめ方／PROSPERO登録について
第8回	プロトコル発表会
第9回	プロトコル発表会
補講	Revmanを用いたメタアナリシス

2）系統的レビューの実際

　系統的レビューについての詳細な解説は次号12月号に予定されていますが，簡単に説明すると，自分の**臨床疑問について，すでにある研究を網羅的に探す，探してきた研究のバイアスを評価する，それらの結果を分析・統合する**というものになります．データさえ集められればコストはかかりません．しかしタダより怖いものはなし，実際にやってみるといろんなハードルがありました．

① 臨床疑問（クリニカルクエスチョン，以下CQ）を構造化する

　初期研修医1年目の春は臨床どころかカルテ操作にも慣れず，CQを思いつくのはやっとのことでした．当時，同じ研修ローテだった同期とともにワークショップに参加しており，それぞれが考えて構造化したCQの例が**表2**になります．ここから講師にアドバイスをもらい，先行研究を参考にしてPの定義やOの設定を見直したり，すでに同じ系統的レビューが直近で行われていないか確認したりしました．みんな初学者だったので，系統的レビューを行うCQを決めるために何度か話し合いました．最終的にはPICOのキーワードが検索しやすいことや，一次研究の

表2 研修仲間の構造化したCQの例

研修医T	P：免疫不全患者 I：レボフロキサシン／フルコナゾール予防内服 C：レボフロキサシン単独予防内服 O：長期予後	筆者	P：好中球減少患者 I：マスクをつける C：マスクをつけない O：好中球減少性発熱の発症率
	P：研修医 I：インフルエンザワクチン接種あり C：インフルエンザワクチン接種なし O：インフルエンザ発症率		P：血培が必要な患者 I：アルコール綿で消毒 C：アルコール綿＋ヨードで消毒 O：コンタミネーションの割合
研修医K	P：脳外科手術後の患者 I：術中に静脈麻酔薬の使用 C：術中に吸入麻酔薬の使用 O：神経学的予後	研修医Y	P：小児食物アレルギーの患者 I：原因食物完全除去 C：脱感作療法により少量でも摂取 O：成長曲線の差
	P：低体温療法を行ったCPA蘇生後脳症患者 I：チオペンタールを使用 C：チオペンタールを使用しない O：24時間後の脳波と意識回復後の認知障害		P：HBs抗原陽性患者 I：化学療法前にバラクルード投与 C：化学療法前に無治療 O：劇症肝炎発症率

数がそれなりにあることから,「P：血液培養採取が必要な患者　I：アルコール含有のクロルヘキシジンで消毒　C：ヨードで消毒　O：コンタミネーションの割合」について研修医チームで系統的レビューを行うことにしました．

> **ここがポイント！**
> 系統的レビューは普段の臨床と違いすぐに結果が出ないので，時間に余裕がないなかではモチベーション維持が難しい．なるべく近くにいる仲間と取り組むのがオススメ！

② プロトコルの作成と事前登録

　プロトコルには，レビューの目的・論文検索の方法や論文の選択基準・データの統合やバイアスの報告についての定義を書き示します．系統的レビューはその方法がレビュー間でほとんど同じであるため，作成にあたっては既報の系統的レビューのプロトコルを参考にし，PRISMA-P声明[2]にプロトコルの作成指針があるのでそれも参考にしました．同声明では，計画時点でプロトコルをデータベースに登録するように推奨されています．データベースとしてPROSPEROという国際的なWebサイトがあり，SRWSでのプロトコル発表会によるブラッシュアップを経て，実際に登録を行いました．（PROSPERO登録URL：https://www.crd.york.ac.uk/prospero/display_record.php？RecordID＝27025）

> **ここがポイント！**
> PRISMA声明やPRISMA-P声明は，系統的レビューを行う際のチェックリストとして上手く活用しましょう．

③ 文献の網羅的検索

　登録が完了したら，まずはPICOに基づく文献検索を行います．普段，気になった臨床的疑問について調べるのとは違い，系統的レビューの場合は，漏れなく網羅的に先行研究のエビデンスを収集することが必要になります．SRWSでは検索式をつくるにあたり，統制語（＝シソーラス，MEDLINEデータベースにおけるMeSHなど）についての講義があり，さらに既報の系統的レビューがあればどのような検索式で行われているか参考にし，最後は文献検索経験のある大学図書の司書さんに検索式を添削していただいて，最適な検索式を作成しました．表3は作成した検索式の一部になります．臨床研修をしながら作業の中断と再開をくり返し，なんと

表3　検索式の一部

検索式	注釈
steriliz＊	＊に続くスペルに関係なく検索できる（例えばsterilization, sterilize, sterilizedを引っかけられる）
"blood specimen collection"	2語以上の場合はダブルクォーテーション" "で括る
antisept / disinfection	「消毒」の単語バリエーションも可能な限り考える
Chlorhexidine［MeSH Terms］	統制語には［MeSH Terms］の検索タグを付ける
culture techniques［All Fields］	検索したいフィールドの検索タグを付ける．他にも［TI］［TIAB］などで文献のTitleやAbstractに含まれる場合のみを検索できるように指定できる

（実際には組込まなかったフレーズも紹介しています）

検索式が完成するまでに5カ月が経ちました．これを用いて，データベースの検索（実際にはMEDLINE，EMBASE，CENTRAL，ClinicalTrials.gov，ICTRP）を行いました．

> **ここがポイント！**
> 網羅的な文献検索を行うための検索式をつくるのは，かなりの難関です．検索式の作成に慣れている指導者や，医学文献専門家の力を借りられれば，作業がスムーズになると思います．

④ 検索した文献の選定

検索式を使って集めた文献が，自分の臨床的疑問のPICOの基準に一致しているか確認しながら，文献のスクリーニングを行います．この作業は2名が独立して行う必要があるため，系統的レビューは最低2人で行うことになります．私は初期研修医4人のグループだったので2名ずつで手分けして行いました．集めた文献は465本でしたので，全文を読んでいくわけにはいきません．まずはRayyan（https://rayyan.qcri.org/welcome）などの専用アプリを用いてTitleとAbstractを読んで効率よくスクリーニングを行います．1回目のスクリーニングで残った論文（Abstractで判断できないものを含める）について，2名で結果を照らし合わせて，さらなるスクリーニングを行う論文を決定し，文献本文をとり寄せます．本文をしっかり読んで，最終的に組み入れる論文のスクリーニングを行いますが，これも独立した2名で行い，意見が異なる場合は第3者の意見を聞いて採用論文を最終決定します．とても大事な段階になりますが，Abstractを読むだけといっても忙しい臨床のなかではなかなか進まず，難渋した過程でした．研修医同期とは毎日顔を合わせていましたが，4カ月経てようやく論文スクリーニングを終えました．

> **ここがポイント！**
> 近い仲間とであっても，モチベーションが保てないこともあります．指導医が月に1回，進捗状況確認のためのタイムキーパーをしてくれました．

⑤ 選定した論文の評価

最終的に残った論文の結果について，結果の統合が必要です．ここからはGRADE評価を行うことになりますが，GRADEについては本シリーズ連載や成書に解説を譲りたいと思います[3]．私の系統的レビューでは，最終的に3つの研究が残りましたが，それらが少し異なった対象であったり，消毒液の濃度が少し違ったりしたためメタアナリシスができませんでした．そのため，各論文の結果を詳細に記述するまとめ方を行うことにしました．結果については，米国内科学会日本年次総会で発表を行いました[4]．現在は論文投稿に向けて準備中です．

2 おわりに

ワークショップ参加に限らず，系統的レビューについて学ぶ機会があれば，その大まかな流れをつかんで活用できるツールやリソースを知ることは，レビューを行ううえで大きな第一歩です．ただしワークショップからすべてを学ぶことは難しく，実際にはレビューを進めながら細かな知識の穴を埋めていくことになると思います．私自身は，気軽に相談できる指導者や一緒に研究を行う仲間がいることが何より原動力になり，忙しい臨床のなかで作業の中断と再開をく

り返しながらも，なんとか発表まで遂行することができました．このコラムが少しでも皆さんのお役に立てると幸いです．

文献
1) 辻本 啓，片岡裕貴，辻本 康，辻野絵美，長野広之，角 幸頼，他：病院をフィールドとした系統的レビュー研究計画書作成ワークショップ．第8回日本プライマリ・ケア連合学会学術大会（高松），p262，2017
2) Shamseer L, et al：Preferred reporting items for systematic review and meta-analysis protocols (PRISMA-P) 2015: elaboration and explanation. BMJ, 350：g7647, 2015
3) 「診療ガイドラインのためのGRADEシステム 改訂第2版」（相原守夫／著），凸版メディア，2015
4) Nakata R, Kishimoto-Oka M, Tsujimoto Y, Yokoyama H, Tsujimoto H, Kataoka Y：The sterilization efficacy of chlorhexidine when collecting blood cultures by venous puncture: a systematic review. American College of Physicians Japan Chapter Annual Meeting, p118, 2017

メンターからの助言

なぜ系統的レビューなのか？　　　　　　辻本 啓

● はじめての研究

はじめて行う研究のデザインを選ぶにあたって，系統的レビューを選ぶ理由は何でしょう．われわれは，門戸を広げる目的で ① ほとんど費用がかからない，② "研究の型" が定まっていて初学者でも研究結果を形にしやすい，③ 多くの場合，倫理審査を省略できるといった点を強調しています．しかし，真の意義は別にあると考えています．

1　1つの研究結果，系統的レビューの結果，臨床判断までの溝を知る

臨床疑問の系統的レビューの研究結果（臨床疑問に対するエビデンスの総体）は，読み手（患者さん，医療者）に最も伝わりやすいように努力された形でまとめられます．しかし，独自の専門用語，お作法の連続で系統的レビューをはじめて読む読み手には全くわからないでしょう．それには大きく分けて2つ理由があります．この2つをはじめて研究を行う方々に知ってもらうことは大きな意義があると考えています．

1つ目は，読み手や，系統的レビューの筆者が知りたい臨床疑問に答える完璧な研究は稀であるからです．そのようななかで，どの程度不完全か，といったことを読み手に伝える努力はまだ発展段階であるといえます[1, 2]．また，その研究が不完全であることが，読者が知りたい臨床疑問への "答え" に与える影響は未知です．わかりやすく言うと，今後のよりよい研究の出現により "答え" が変わってしまう可能性がある，ということです．これらは自身で系統的レビューを行うと非常によくわかります．

2つ目は，臨床判断につなげるために，既存の複数の研究結果をまとめるといった試みにかかわる困難や，脅威を多くの読み手が理解していないからです．新しい治療を紹介する患者さん向けの資料や最新の臨床治療などを伝える二次文献では，非常にクリアーカットな結論が書かれています．そしてその結論に沿う情報のみが紹介され，そこで紹介される以外の情報はなかったか

のように書かれています．信頼できる資料であった場合，実質的に無視できるから読みやすいように省いてあるのです．そもそも似通ってはいるが異なる複数の研究結果がまとめ上げられているのであれば，読みやすいわけがありません．系統的レビューは本質的に読みにくいのです．

> **ここがポイント！**
> 系統的レビューの過程を学ぶことで，臨床判断とメタ・アナリシスの結果のギャップを知る．

2 多くの研究のデータを要約する

読みにくい大量の研究データをどのように客観的に，かつ過程の透明性を保ったまま要約し，利用しやすい形にするか，という課題は現在も非常に悩ましい問題です[3]．要約統計を用いたメタ・アナリシスは1つの方法ですが，研究者に意思（1つの結論を出す目的をもつこと）があれば，細かいどの研究を組み入れるか，どのアウトカムデータを要約するか，といった基準を操作することで結果を操作できるため，完全に客観的ではありません．われわれのワークショップでは系統的レビューの研究計画書をできるだけ綿密に事前規定するように指導しています．しかし，多くの参加者にとってはじめて作成する系統的レビューの研究計画書であるので，完璧なものは当然難しい．文献検索を実施してから一次研究の組み入れ基準や，どのアウトカムを要約するのか，といったことを迷う場面に遭遇します．そういったときに，この危険性の存在に気づくでしょう．そのような経験を系統的レビューの実施を通して学ぶことに意義があると思います．

この経験は自身が系統的レビューのエビデンスを利用する際にも生きてくるでしょう．現在系統的レビューの研究計画書の国際データベースでは2018年3月までで33,000件以上の登録があります．2017年末の調査ですが，どのアウトカムを要約するか，といったことを詳細に事前規定できているものは疾患治療関連の系統的レビューでわずか9％であったと報告されています[4]．

3 おわりとして〜系統的レビューのその次

系統的レビューを行うことで，このような改善ができるといった点を過去の先行研究をハイライトでき，この先どのような一次研究が必要か，といったことが明らかになります．系統的レビューを作成した次は，その実績で研究費をとって自分で世界一の臨床研究を行うぞ！といったモチベーションで，読者のみなさまも系統的レビューの計画などいかがでしょうか？ぜひこの講座の第3回でご紹介したリソースをご利用ください（「系統的知識がない」Gノート2017年10月号）．

文 献

1) Higgins JPT, Savović J, Page MJ, Hróbjartsson A, Boutron I, Reeves B, Eldridge S. S. J. A. C.：A revised tool for assessing risk of bias in randomized trials. Cochrane Database of Systematic Reviews, 10（Suppl 1）：1-21, 2016
2) Schünemann AHJ, Oxman AD, Higgins JPT, & Vist GE：Chapter 11：Completing "Summary of findings" tables and grading the confidence in or quality of the evidence. Cochrane Handbook for Systematic Reviews of Interventions, 13-14, 2017
3) Gurevitch J, et al：Meta-analysis and the science of research synthesis. Nature, 555：175-182, 2018
4) Page MJ, et al：Registration of systematic reviews in PROSPERO: 30,000 records and counting. Syst Rev, 7：32, 2018

中田理佐(Risa Nakata)

諏訪中央病院 家庭医療プログラム（通称"すわ家"）専攻医2年目．兵庫県立尼崎総合医療センターにて初期研修後，現所属．夏は星空の下での屋外映画祭，冬はワカサギ釣りなど，魅力たっぷりな地域で楽しく臨床をしています．

辻本 啓(Hiraku Tsujimoto)

Profile

兵庫県立尼崎総合医療センター 臨床研究推進ユニット（HCRU）
日本内科学会内科認定医．
初期研修時に本企画者の片岡が主宰した兵庫県立尼崎病院（現尼崎総合医療センター）臨床研究ワークショップやi-Hope e-Learning型 Midcareer Academic learning Programで臨床研究の基礎を学ぶ．片岡とともに系統的レビュー研究計画書作成ワークショップを立ち上げ，日本初の診断精度のコクランレビューワークショップの講師の1人を務める．

[監修] 福原俊一(Shunichi Fukuhara)

京都大学 教授，福島県立医科大学 副学長
米国内科学会（ACP）専門医，ACP最高会員（MACP），ACP日本支部 Vice Governor
日本臨床疫学会 代表理事，日本プライマリケア連合学会 理事
自らが主宰する京大の講座や「研究デザイン塾」から教授8名を輩出．英文原著論文400編以上．
著書「臨床研究の道標－7つのステップで学ぶ研究デザイン 第2版 上・下巻」はベストセラー・ロングセラーとなっている．
福原俊一オフィシャルサイト https://www.shunichi.fukuhara.pro/

[企画] 片岡裕貴(Yuki Kataoka)

Profile

兵庫県立尼崎総合医療センター 呼吸器内科・臨床研究推進ユニット
MPH，日本内科学会総合内科専門医，米国内科学会（ACP）会員，日本呼吸器学会専門医
「誰でもできる臨床研究」を合い言葉に市中病院で働く医療従事者が臨床研究を実践できるようになるための各種ワークショップを開催中．
https://www.facebook.com/SRworkshop

青木拓也(Takuya Aoki)

京都大学大学院医学研究科 社会健康医学系専攻 医療疫学分野
医療政策学修士（MMA）
日本プライマリ・ケア連合学会認定 家庭医療専門医・指導医
臨床疫学認定専門家
日本のプライマリ・ケアの質向上と学術的発展を自身のライフワークと考えています．主な研究テーマは「プライマリ・ケアの質」「Patient Experience（PX）」「マルチモビディティ」．
研究活動 http://researchmap.jp/takuya-aoki/

■連載バックナンバーと掲載予定

回	タイトル	掲載号
第1回	臨床研究者になるための6つの要件	（2017年6月号掲載）
第2回	リサーチ・クエスチョンを思いつかない	（2017年8月号掲載）
第3回	系統的知識がない	（2017年10月号掲載）
第4回	時間がない	（2017年12月号掲載）
第5回	仲間がいない	（2018年2月号掲載）
第6回	メンターがいない	（2018年4月号掲載）
第7回	サーベイ研究の具体例	（2018年6月号掲載）
第8回	サーベイ研究の解説	（2018年8月号掲載）
第9回	系統的レビューの具体例	（2018年10月号掲載）
第10回	系統的レビューの解説	（以下，順次掲載）
第11回	診断法の評価研究の具体例	
第12回	診断法の評価研究の解説	

連載予定であり，変更の可能性があります．

みんなでシェア！総合診療Tips

監修 ● 鋪野紀好（千葉大学医学部附属病院 総合診療科）

第7回 診療環境に応じた医療・介護連携のコツ
～郡部・都市部診療所と病院研修からの学び

江川正規, 今江章宏（北海道家庭医療学センター後期研修プログラム 家庭医療学専門医コース）

北海道家庭医療学センター（HCFM）は1999年から後期研修プログラムを開始し, 帯広の病院と道内7カ所の診療所を研修施設としています. 郡部から都市部までさまざまなセッティングで展開される家庭医療を学べること, そしてロールモデルたりうる多くの指導医のもと研修できることが最大の特徴です. 今回はそんなHCFMで研修を行うなかで, 郡部診療所・都市部診療所・病院それぞれの症例を通じた学びをご紹介します（症例は一部変更を加えています）.

Tips 1　郡部診療所：入院経過観察をうまく使う

● 症例1

寿都町立寿都診療所は日本海に面する人口約3,000人の町にある有床診療所です. 近隣に高次医療機関がなく町内で要請された救急車はすべて診療所へ搬送されるため, 1次救急から3次救急までの幅広い初期対応が求められます.

雪が降るある日の待機当番で, 22時に10歳の男児が腹痛を主訴に受診しました. 診療所では夜間休日にできる画像検査として, 担当医師自らがX線検査やエコー検査を行っています. 当番の専攻医は身体所見から急性虫垂炎を疑い腹部エコーを行いましたが, 虫垂は描出困難で他に明らかな異常所見も認めませんでした. 小児科への紹介も考えましたが, **最寄りの小児科までは車で1時間半かかります**.

さて, 皆さんだったらどうしますか？

小児の虫垂炎については, Pediatrics Appendicitis Score というその名の通りのスコアが存在します（**表**）. 今回の症例では10点中4点となり虫垂炎が疑われるため, 入院可能な小児科への紹介が望ましいでしょう. しかし紹介となると夜の雪道を運転して受診してもらわなければならず, 悩んだ専攻医は電話で指導医に相談しました.

専攻医「スコアをつけると小児科へ紹介したほうがよさそうなんですが, 夜間ですし, 雪も降っていますし, 大変ですよね…」

指導医「それならうちで入院して経過観察したらいいんじゃないかな. 入院していれば状態の変化にいちはやく気づいて救急搬送等の対応がとれるから」

結局この症例では診療所に一泊だけ入院し, 翌朝小児科へ紹介しました. その後は虫垂炎疑いとして入院のうえで抗菌薬投与を行い, 保存的に治癒しました.

この症例のTipsは, 「**入院での経過観察をうまく使う**」ということです. 最寄りの二次医療機

表 Pediatrics Appendicitis Score

咳,打診,跳躍による右下腹部叩打痛	2点
食思不振	1点
38℃以上の発熱	1点
嘔気,嘔吐	1点
右腸骨窩の圧痛	2点
白血球数>10,000/μL	1点
好中球数>7,500/μL	1点
右下腹部への疼痛部位の移動	1点

合計スコア1〜2点で虫垂炎の除外,7〜10点で診断に有用
(文献1, 2より作成)

関が遠いセッティングでは,入院で状態変化にすばやく対応できるようにすることが有効なセーフティーネットとなります.

Tips 2　都市部診療所：施設の背景を探る

●症例2

　北星ファミリークリニックは旭川市(人口約30万人)にある無床診療所です.約200名の患者さんに対して訪問診療を行っていますが,そのうち160名以上が施設入居者であり施設職員との連携が欠かせません.
　今回,ある介護施設から新規で訪問依頼がありました.訪問診療開始時には心肺停止時の蘇生処置について本人や家族,施設職員へ確認するようにしていましたが,この施設ではすでに冷たい状態で発見された場合であっても**全例で蘇生処置・救急搬送を行う**という方針でした.専攻医は,この方針は過度な延命行為を希望しない人の意に反すると感じましたが,施設側に意義を唱えても何も変わらないのではないか,むしろ関係性が悪くなるのではないかと悩みました.

専攻医「この施設の方針には困りますね.どうにかならないものでしょうか」
指導医「そもそもこの施設が看取りをしないと決めた経緯があるんじゃないかな？ それを確かめるのが先だよ」

　この指導医の一言にはっとした専攻医は,勇気を出して施設職員とのカンファレンスを開きました.するとこれまで訪問診療を担当していた前医が看取りのときにすぐに往診できず,救急搬送せざるを得ない状況だったことが判明したのです.そこで診療所として24時間の往診に対応できることを施設側へ共有した結果,以後この施設でも往診での看取りが可能となりました.

　この事例でのTipsは「**施設の背景を探る**」(施設職員とのカンファレンスを開き,これまでの経緯を率直に尋ねる)ということです.介護施設とかかわるなかで「なぜこの施設はこうしないんだろう？」「なぜこれができないのだろう？」と疑問を持つこともあるかと思います.「だか

らあの施設はダメなんだ」と決めつける前に，なぜその方針となったかという背景を知ることで解決する問題も少なくないと考えます．

Tips 3　中規模病院：他科との垣根を低くする

●症例3

北海道社会事業協会帯広病院（通称，帯広協会病院）は帯広市内にある300床の中規模病院です．HCFMの家庭医が総合診療科を担っており，専門医不在の内科領域や高齢者を中心に診療しています．

ある日，80代女性が発熱・食思不振のため総合診療科に入院しました．既往に間質性肺炎があり胸部CTで肺炎像の増悪を認めたため，細菌性肺炎の合併を疑い抗菌薬を投与したところ，数日のうちに解熱し炎症反応も改善していきました．しかし血液検査の結果に反して食欲がもとに戻らず，リハビリをしたり漢方薬を試したりしても食べてくれません．ちょうどその頃，入院時に血管炎のスクリーニング目的に提出していたMPO-ANCAの結果が陽性で返ってきました．これまで間質性肺炎の原因は特定されておらず，病態としてANCA関連間質性肺炎が疑われましたが，院内にリウマチ科はなく，食思不振という症状だけのためにステロイドを使用してよいものか，専攻医は悩みました．

幸いなことに，**専攻医は他科研修を行うなかで他科の医師に対して相談しやすいと感じていました**．さらに院内にはリウマチ専門医の資格をもっている医師が一人いたため，専攻医は相談してみることにしました．するとステロイド治療を行う価値があるとの判断で，「転科してもいいけど，勉強したければサポートするから自分でやってみていいよ」と背中を押されたこともあり，総合診療科でステロイド治療を開始しました．その後は順調に食欲が戻り自宅退院となりました．

この症例でのTipsは「**他科との垣根を低くする**」（専攻医が他科研修を行うことで科の垣根が低くなる）ということです．帯広協会病院では総合診療科として他科からの紹介を積極的に受け入れていたこと，また専攻医が院内で他科研修を行っていたことで他科との相談・連携がしやすい環境となっていました．自ら他科との垣根を低くすることで，専門医の教育的配慮のもとさまざまな経験が可能となります．総合診療科でも専門的治療を提供できることは，診療科がそろっていない中規模病院としてもメリットと言えるでしょう．

まとめ

ひとくちに総合診療といってもセッティングによって求められることは変わり，同じ症例でもその臨床判断は異なります．今回のTipsを皆さんの診療現場に役立てていただければと思います．

文　献
1) Samuel M：Pediatric appendicitis score. Journal of Pediatric Surgery, 37：877-881, 2002
2) Goldman RD, et al：Prospective validation of the pediatric appendicitis score. J Pediatr, 153：278-282, 2008

Profile

江川正規 (Masanori Egawa)

北海道家庭医療学センター（HCFM），帯広協会病院 総合診療科 専攻医

東京出身で初期臨床研修までをすべて東京で経験しましたが，現在は縁もゆかりもない北海道で研修を行っています．研修先を選ぶにあたって，多くの家庭医療専門医が所属していることと，郡部と都市部における家庭医療をどちらもしっかり経験できることが決め手となりました．教育コンテンツも充実していて，後期研修先を迷っている先生方はぜひ一度HCFMに見学に来ていただければと思います．

今江章宏 (Akihiro Imae)

北海道家庭医療学センター（HCFM），寿都町立寿都診療所 所長

北海道は広いため人口の少ない郡部でも有床診療所として病床を持つことの貴重さを日々感じます．肺炎などcommon diseaseの急性期治療から，本事例のようなちょっとした経過観察，リハビリ・介護・在宅調整，そして緩和ケアまで，遠方の高次医療機関とも連携しつつ，地域のニーズに応じた包括性と，診療所ならではの近接性を兼ね備えた入院医療を展開しています．

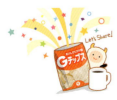

次回，第8回はWeb上のみでの公開です（11月上旬公開予定）．お楽しみに！
www.yodosha.co.jp/gnote/gtips/index.html

■連載バックナンバー：本連載はWeb上ですべて公開しています

- 第1回 自己主導型学習を支える仕組み ― SEA ―（2018年4月号掲載）
- 第2回 効果的な教育を実践する秘訣（Web上のみで公開）
- 第3回 本当は怖い咽頭痛（2018年6月号掲載）
- 第4回 患者の理解をぐっと深めるコツとヘルスリテラシー（Web上のみで公開）
- 第5回 島医者は島が育てる〜離島診療所で学ぶ家庭医療（2018年8月号掲載）
- 第6回 生物心理社会モデルと家族や地域の階層に注目したアプローチ（Web上のみで公開）
- 第7回 診療環境に応じた医療・介護連携のコツ（2018年10月号掲載）★本稿

思い出のポートフォリオを紹介します

第26回 救急医療
～避けられない認知バイアス！

熊本県民主医療機関連合会 家庭医プログラム「くまもと」

ポートフォリオ詳細事例報告書（専門医認定審査用）18

氏　　名	小林　真一	会員番号	■■■■■■■
事例発生時期	201X年 Y月 Z日	終了時期	201X年 Y月 Z+7日
領　　域	救急医療		
表　　題	失神とめまいを主訴に救急搬送された男性への救急対応に関する考察		

記載上の注意：10.5ptの文字を用いて記載すること。このページを含めて2枚に収めること。

<u>1. なぜこの事例をこの領域において報告しようと考えたか</u>

　手薄な夜間救急体制の中、失神とめまいを主訴に救急搬送された症例を通し、意思決定プロセスに与える様々な認知バイアスの影響について学んだ事例である。直感的思考と分析的思考の併用、または使い分けにより診断効率と信頼度向上の両立を図っていく必要があり、認知バイアスを常に意識しその時点の思考パターンを省察する姿勢が重要との認識に至った。また救急隊から受けるバイアスも大きく、地域救急隊との定期的な症例検討会の中で、意思決定プロセスに注目したディスカッションを促進していく課題も明確になったため、この事例を選択した。

<u>2. 事例の記述と考察</u>　（実践した具体的内容（経過や問題の分析から解決に至るプロセス）および今後の学習課題の設定を中心とした省察とその根拠）

【症例】失神、めまいを主訴に救急搬送された20歳代男性

【救急隊情報】当直帯（22：00頃）、救急隊より上記患者の受け入れ要請があった。生来健康な一人暮らしの男性で、職場から自宅へ帰って玄関でめまい（浮遊性）を感じた直後に気を失った。事前に自宅で待ち合わせしていた友人が自宅に到着し、体をゆすられて気を取り戻したが（10分以内）、めまいが改善せず救急要請となった。救急隊接触時はやや頻呼吸だがバイタルに異常は認めず意識清明で胸痛、頭痛、嘔気、嘔吐もなく重篤感はないとの事であった。既往歴に不整脈（内服なし）、右膝関節症にて近医整形外科受診中。また数日前から微熱があり咽頭痛もあったとの事である。

【初期対応】当院は医師、看護師それぞれ一人体制の当直であったが、意識レベルとバイタルに特に問題ないとのことから受け入れることにした。到着時、若い中肉中背の男性が救急車から一人で松葉杖にて救急室に入ってきた。問診すると、2～3週前からの右膝痛に対し内服治療中であり（プレガバリン、NSAID）、薬の副作用による意識障害に注意するよう言われていた。不整脈については10代から指摘されており、毎年の健診で経過観察の指示となっていた。仕事はプログラマーで特筆すべき家族歴もなかった。飲酒、喫煙歴もなし。バイタルは体温＝35.9℃、血圧＝95/76 mmHg、脈拍＝90回/分、呼吸回数＝18～20回/分、SpO_2＝98％（room）で、やや頻脈以外は特に大きな異常を認めなかった。血圧が低めだが、20代では稀ではないと考えた。身体所見では軽度咽頭発赤と右膝～下腿にかけ浮腫、発赤、圧痛を認めたが、その他神経学的所見も含め明らかな異常はなかった。ここでcommon diseaseとして薬剤性意識障害、起立性調節障害などをベースに過換気や感冒症状が更に影響を及ぼしているのではと考えた。Critical diseaseとしては既往歴からAdams-Stokes症候群を想起したが可能性は低いと思われた。この時点で検査と放射線のコールは不要と判断し、簡易血糖および心電図、動脈血ガス分析（BGA）のみ実施した。血糖は問題なく、心電図では心房性期外収縮（PAC）とV1, 2の軽度陰性Tを認めた。経過観察の不整脈の正体はPACと考えられた。また陰性Tについては若年男性のため心疾患に対する特異度は低いと判断した。BGAではpH＝7.44、pCO_2＝36 mmHg、pO_2＝67 mmHg、HCO_3^-＝24.5 mmol/l、Hb＝14.6

※　本誌への掲載にあたり，記載を一部変更してあります

さてどう付き合うか…～

小林真一, 福原 明

g/dlにて呼吸性アルカローシスであり、ややpO₂が低いものの明らかな異常とまでは言い切れず、検体採取時の静脈血混入などの可能性を考えた。付き添っていた友人と談笑しており、また午前零時にさしかかっていたため、とりあえず被偽薬のプレガバリンを中止し、失神として念のためホルター心電図を翌日予定し、経過観察入院の準備を始めた。

【その後の臨床経過】しかし救急車到着後1時間ほど経過し、突然呼吸苦と気分不良が出現した。呼吸回数増加にも関わらずSpO₂が90％前半となり酸素投与が必要な状態となったため、緊急で検査、放射線をコールした。失神ではなく意識障害として精査が必要と判断し、AIUEOTIPSに従って鑑別を開始した。収集した情報から、気胸、先天性心疾患、肺塞栓症、頭蓋内病変などが疑われた。レントゲンやCTでは明らかな異常は分からなかったが、心エコーで右室による左室圧排を認め、下肢静脈エコーを追加したところ、右下肢の深部静脈血栓が見つかった。D-dimerも有意に上昇しており、肺血栓塞栓症の診断にて急遽循環器コールし、造影CTで肺塞栓を確認した上でt-PA（血栓溶解薬）投与した。その後症状は急激に改善し、約1週間の入院を経て外来フォローとなった。

【考察】臨床推論と呼ばれる診断プロセスは、Dual processes model（直感的思考と分析的思考）から成ると説明されている[1]。直感的思考では典型的な臨床症状・所見から診断を当てるパターン認識であり、的確かつ迅速な診断が得られるが、経験が未熟な場合には数々の認知バイアスの影響を受けやすい。一方分析的思考は直感的思考に比べ、より論理的かつ体系的なアプローチのためにミスが少ないが、時間がかかり、過剰な検査オーダーが行われたりするデメリットもある。改めて今回の救急対応を振り返ってみると様々なバイアスがかかっている事が分かる[2]。遅い時間帯の対応で早く処置をしてしまいたいという「本能的バイアス」、薬剤性にほぼ最初から的を絞っている「Anchoring（投錨）」、整形外科の受診歴から膝関節症に囚われ下肢の診察を疎かにしてしまっている「枠組み効果」、血圧、脈拍、心電図、BGAなど多くのヒントが示されているにも関わらず自分にとって都合の良い解釈となっている「確証バイアス」などである。幸運な事は、この事例では比較的短い経過観察により症状の変化をとらえることができた点であり、この変化で認知バイアスから抜け出し、分析的思考に切り替えることができた。"経過観察は積極的な方法である"ともいわれているが[3] その事象発現に要する時間はそれぞれの病態で異なるため、いつも経過観察という手段に頼るわけにはいかない。直感的思考と分析的思考の併用、または使い分けにより効率と信頼度向上の両立を図っていく必要があり、その際重要なことは認知バイアスを常に意識し、現在自分が何かのバイアスに囚われていないか省察する姿勢であると思う。また救急隊から受けるバイアスも大きい。一般的に救急隊からは客観的情報のみではなく、救急隊自身の印象も報告されることが多い。誤診に繋がるバイアス形成はあくまで受け入れ側の責任であるが、バイアスの連鎖は救急隊が最初に接触した時から始まっていると思われる。この点についてはホスピタルレコードへの反映のみでは不十分であり、今後の地域救急隊との定期的な症例検討会の中で、意思決定プロセスに注目したディスカッションを促進し、地域全体としての救急医療体制の改善に貢献すべきと考える。

【参考文献】
1) 直感的診断の可能性 志水太郎他 医学書院 週刊医学界新聞 第2965号
   医学書院HP. http://www.igaku-shoin.co.jp/paperDetail.do?id=PA02965_02
2) プライマリ・ケアの現場で役立つ一発診断 ～一目で見抜く診断の手がかり～ 宮田靖志
   兵庫県保険医協会HP. http://www.hhk.jp/gakujyutsu-kenkyu/ika/130125-070000.php
3) 救急患者の診かた考え方 改訂3版 白川洋一 金芳堂 2013 第2章 救急医療の症候診断 pp.45-99

なぜこの症例を選んだのか？

専攻医 はっきりいってこのケースには落ち込みました．後からみればそこかしこにヒントが山ほどありました．危うく1人の未来ある青年の命を救えなかった可能性もあり，背筋が凍る思いでした．救急隊はわれわれのような小さな病院へは対応可能な患者さんを選んで来ます．こちらもそのつもりで対応し，お互いが暗黙の了解のなかで仕事をしている感覚があります．見事に救急の神様に意表を突かれた事例です．医師になって3年目，運転免許と同じく仕事に慣れたこの時期が一番危なかったのです．医局内の振り返りでは主に心電図の読み方や身体診察の落ち度，鑑別診断の不足などが中心となるカンファレンスでした．知識偏重の振り返りで，自分の無力さに落ち込むばかりで，この悔しさをどう処理していいものか悶々としていたところ，指導医からポートフォリオにしてみないか？との問いかけがありました．それまで，全くと言っていいほど家庭医のマインドをもち合わせていなかった自分にとって，このもやもやを解決できる手段になるのか，正直なところ懐疑的でした．しかし，このままでは気が収まらず，進まないキーボードを前に，もやもや感を一文字ずつ形にしていく作業にとりかかりました．

指導医 当院は100床の小病院で，設立当初から弱者のための医療を心がけてきた経緯があり，家庭医プログラムはとても親和性のあるものと思っていました．しかしいざ蓋を開けてみると自分たちがしてきたことの先駆的なすばらしさを認識する一方，実は家庭医療学という学問の一部を実践していたにすぎないことがわかってきました．当院に家庭医療学を学んだ医師はいませんでしたし，当然，家庭医療専門医もいません．家庭医療専門医試験の合格者を出せない状況のなか，合格できる力量をもった専攻医をどう育てたらよいか手さぐりで準備を進めているとき現れたのが小林先生でした．その当時は研修の中身より枠組みをまず固めようと，火曜日の午後を研修の振り返り単位としてなんとか確保できたばかりでした．指導医も専攻医と一緒になって家庭医療学を学びながらポートフォリオの振り返りを行うスタンスで始めました．難しい症例，うまくいかなかった経験がよい学習の機会になるということを聞き及んでいた折，いつも関西弁交じりで陽気な小林先生がいつになく沈んでおり，原因が救急研修での経験ということがわかり，勉強がてらポートフォリオに取り組んでみようと提案しました．

実際に書いてみてどう思ったか？

専攻医 最初は書いていくうちについ内科的な症例報告になってしまい，はたとキーボードを打つ手が止まっていました．何か手だてはないか，指導医と悩みながら思案していましたが，とりあえずルーブリックを見てその項目を一つひとつ確認することにしました．しかしルーブリックに記載されているアセスメントやマネジメント，思考プロセスなど，今一つピンときません．そこで，いろいろ文献にあたっていく過程で，認知バイアスの考え方に出会いました．この事例で自分の心理を突き合わせてみると，各場面で見事に認知バイアスに陥っていることがわかりました．まさに目からうろこで，もやもや気分から一気に脱していく自分を感じました．われわれ生身の人間は人工知能にはなり得ず，認知バイアスは避けて通れません．太古から"己を知る"ことの重要性が連綿と語り継がれていますし，その認識を地

域の救急隊とも共有していくことが重要だと感じました．ポートフォリオにまとめていくことは確かに難しいですが，しかしその過程が新たな視点を生み出し，自分の視野を広げてくれる力となることを感じました．

指導医 小林先生はもともと理数系でエンジニアとしてプロフェッショナルな経験を積まれており，物事を観察し，論理的に分析し，実行し，評価する訓練を十分にされていました．今回の症例の振り返りに関しても自ら能動的に学び，文献を検索し，新たな学びをされました．指導医としてしたことはSEA（significant event analysis）の枠組みを用い，どのようなことが起こったのか事実をまず描写し，この経験のなかでどのような感情が沸き起こっていたのかを記載してもらうことでした．そのような生ポートフォリオを他の専攻医も参加する研修単位のなかで報告してもらい，指導医，専攻医関係なくフリーにディスカッションすることをくり返しました．救急隊からの第一報を受けたとき，患者さんとのファーストコンタクト時，プライマリサーベイをするときなどにさまざまな感情が生じており，それが臨床推論のバイアスになっていることに小林先生自身が気づき，あとはそれを展開し，ネクストステップまでまとめる作業はお見事でした．

まとめ

専攻医からのコメント

　ポートフォリオは18領域に及び，はじめは戦意喪失となります．はじめの1作とよく言われますが，この1作を悩みながら書き抜くことで，ポートフォリオを通して自分が成長していく過程を実感できます．横に広がるだけではない，縦に深堀するだけでもない，時間軸まで含んだ成長の記録です．指導医との振り返り，人間の心理を追っていく楽しさ，このような魅力がポートフォリオには存在するのです．ぜひ自分の成長のダイナミズムを味わっていただきたいと思います．

指導医からのコメント

　専攻医を育てる経験は乏しかったので，自分たちでできることの限界を認め，あとは他力本願で臨みました．まずは専攻医の力に頼り，学んだものを教えてもらうようにしました．また，経験の豊かな他の病院の指導医の先生方の指導に頼りました．臨床研修でお世話になった指導医や九州沖縄地域で頑張っていらっしゃる指導医の先生方の指導に頼りました．いろいろな地域の先生方や医療スタッフに育てていただき本当に感謝しています．いまは小林先生が後輩の専攻医を育ててくれていて，いずれ皆様に恩返しができるだろうと思っています．

Profile

小林真一（Shinichi Kobayashi）
社会医療法人芳和会　くわみず病院
1961年生まれ．熊本大学工学部電子工学科卒業後，国内大手電機会社にてフラッシュメモリなど半導体の研究開発に21年間従事．44歳で医学部に入学し50歳で医師免許取得，2017年くわみず病院にて家庭医療後期研修プログラムを終了しました．人の魅力は意外性だと思っています．今までの人生経験が大いなる魅力として開花できるのも，柔軟性と多様性に富む家庭医の醍醐味ではないでしょうか．今まで気がつかなかった自分に出会えるのを楽しみに，日々診療にあたっています．

福原　明（Akira Fukuhara）
社会医療法人芳和会　くわみず病院
1962年生まれ．2000年医師免許取得．プライマリ・ケア連合学会認定指導医．一般内科医として診療に従事しながら，睡眠学会認定医として特に睡眠リズム障害の視点から不登校の患者さんの診療に取り組んでいます．不登校の人は単に睡眠の問題だけでなく，メンタルや発達の問題，家族関係の問題，ネット依存など多様な問題が絡んでおりまさに家庭医療的なアプローチが要求されます．苦労はありますが，将来のある子どもたちに接するときにいつも元気をもらっています．

羊土社おすすめ書籍 立ち読みコーナー

終末期ケアが必要なのはがんだけではありません！

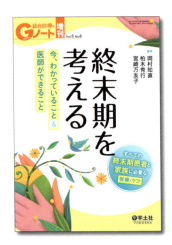

Gノート増刊　Vol.5 No.6

終末期を考える
今、わかっていること＆医師ができること
すべての終末期患者と家族に必要な医療・ケア

岡村知直，柏木秀行，宮崎万友子 / 編

- 定価（本体 4,800円＋税）
- B5判
- 287頁
- ISBN 978-4-7581-2332-7

終末期を診るために必須の知識とスキルが身につきます！

ACPの進め方，意思決定支援，多職種連携，医療者のケアなど，実践的な知識やエビデンス，参考になる事例が満載！

目次

序　➡右ページで立ち読みできます！

第1章　総論：終末期を考える
- 終末期とは何か？
- 終末期医療はなぜ難しいのか？
- 終末期と Advance Care Planning
- 地域のなかの終末期ケア（終末期医療）
- 終末期をめぐる日本社会の動向
- 終末期患者は誰が診るべきか？

第2章　疾患別の終末期 わかっていること vs いないこと
- なぜ疾患別に考えるのか？
- 疾患別の終末期：
  がん／心不全／慢性呼吸器疾患／慢性腎不全／肝硬変／神経疾患／認知症／膠原病／精神疾患／重症下肢虚血／血液疾患／小児がん／小児の非がん疾患／老衰／予期せぬ急死 ～救急外来の現場から

第3章　終末期において，できること＆やるべきこと
- 終末期の代理意思決定について
  ➡次々ページで立ち読みできます！
- 治療中止のタイミングはいつか？：
  ①総合内科編
  ②腫瘍内科編
- 本当に家に帰れないのか？
- 終末期の栄養・水分摂取
- 終末期において噴出する問題，その社会的背景を考える
- 病棟・在宅・施設での終末期／看取り
- 死亡診断書について
- DNAR指示について

第4章　事例に学ぶ 家族・遺族ケアから医療者のケアまで
- 終末期患者の家族ケア，遺族ケア：
  ①看護師の立場から
  ②緩和ケア医の立場から
- 終末期患者，患者家族とのコミュニケーション
- 終末期医療における多職種連携
- 終末期医療にかかわる医療者のケア
- 事例① 症状緩和でうまくいかなかったケース
- 事例② 社会的な理由でうまくいかなかったケース
- 事例③ 倫理的な対立が生まれたケース
- 事例④ 治療継続か中断か悩み，結果的に後悔が残ったケース

コラム　終末期を考えるさまざまな取り組み
- 縁起でもない話をもっと身近に，当たり前に「もしバナ」のある世界へ
- 九州心不全緩和ケア深論プロジェクト
- 住民と医療者がともに行う意思決定支援の場 Co-Minkan
- 緩和ケアという言葉を使わずに緩和ケアをする

「Gノート増刊 Vol.5 No.6 終末期を考える 今、わかっていること&医師ができること」p.2 より引用

序

◆ 2018年、なぜ終末期を考えるのか

医者になって救急の現場に出て最初に感じたことは、「想像した光景と全然違う！」でした．

学生時代あまり勉強熱心でなかった私は、ほとんど病院見学に行くこともなく、救急車をいっぱい見たらいい医者になれるのではないかと思い、忙しい急性期病院で初期研修をはじめました．

連日当直をしていると、イメージしていた若年者の交通外傷、急性の感染症などはあまり搬送されず、高齢者のくり返す誤嚥性肺炎、尿路感染症、腰痛などが多くを占めていることに気がつきました．そして、その患者さんたちに、多くの医療者が関心を示さないことに．

嚥下機能の低下した認知症の患者が胃瘻をつくられ転院していくことが、1つの「作業」として行われていたことに私は辛さを感じました．

多くの医師は、病気を治すために医師をしている、と自身を定義していると思います．しかし、現代は医学・医療が大きく進歩したことで、病気とは（治るものもあるけど）治らないものであると明確になってきているのではないでしょうか．

病気は治らない．21世紀になり、わが国の医療は大きなパラダイムシフトを迎えています．

治らない病気を複数抱えている、ということは、何が正しい医療かがわかりにくい、ということでもあります．「正しさ」とは何か、から本来は議論をしなければなりません．それは「作業」の場では難しい問題です．

治らない病気の延長戦上に終末期が存在する、とされています．しかし、終末期とはそもそも何でしょうか？また、終末期の先には死があるようです．では、死とは何でしょうか？

終末期とは何か、死とは何か、それは医学では絶対に答えが出ない世界です．

そして患者さんが向き合っている世界でもあります．

われわれは風車に立ち向かうドン・キホーテのように、無謀な取り組みをしているのかもしれません．ただ、

① 患者の今後の人生における医学的な見立て
② 患者自身が何に困っているかを引き出すコミュニケーション力
③ ①、②の問題点を整理し、助言できる力

上記3つの力をもてば、多少でも患者の役に立てるかもしれない、そう思って私自身は日々診療し、そして若い総合診療医たちに伝えたいと思い本誌の編集にかかわりました．

終末期を考えるとは、患者自身の死を考えること、それを通じて自分自身の生と死を見つめることにほかなりません．患者の死を見つめているようで、私たちの死生観が今、問われていると感じています．

この本は、私の前で息を引きとった、また、これでよいのか自問しながら転院させていった、物言えぬ高齢者たちが、私に編集させてくれたと思っています．文字通り身をもって勉強させていただいた方々へ感謝いたします．

2018年7月

飯塚病院 緩和ケア科 **岡村知直**

次ページで「第3章1．終末期の代理意思決定について」の一部を立ち読みいただけます！

第3章 終末期において，できること＆やるべきこと

1 終末期の代理意思決定について

田中雅之

Point
- 意思決定能力はさまざまな要素で構成され，全か無かの法則のように評価されるべきではない
- 今行われている代理意思決定が抱えるさまざまな問題や実態を認識する
- 代理意思決定を医療者が支えるために心がけておくべき提案を理解する

Keyword 意思決定能力　代理意思決定　選好・患者だったらどう考えるか・最善患者の意向の推定　価値観　家族の意向　ACP

●はじめに

　代理意思決定という言葉は，あまり聞き慣れない言葉かもしれません．しかし，実際の日本の医療現場では多くの代理意思決定が日々なされていると思われます．特に終末期においては，患者が意思決定能力を失い，患者の代わりに意思決定を行う人が必要になってきます（日本では多くの場合が家族となっています）．彼らを代理意思決定者と呼び，彼らが行う意思決定を代理意思決定と呼んでいます．英語では，「surrogate」「surrogate decision maker」などと呼ばれています．（中略）

　本稿は，現状行われている代理意思決定について考え，医療者がどのように支えていけばよいのかに対して少しでも役に立てるように綴っています．

症例

山田さん（仮名），89歳女性．
主訴：呼吸困難
現病歴：3日前から体調不良を夫に訴えていた．痰や咳が増え，夜間睡眠をとることができないでいた．呼吸困難が強くなり，意識が朦朧としていることから夫により救急要請となった．
バイタルサイン：JCS 1〜2，体温39.5℃，血圧123/67 mmHg，心拍数121回/分，呼吸数24回/分，SpO_2 93％（マスク6L投与下）
身体所見：胸部聴診は左背側にcoarse crackles聴取
胸部X線：左下肺野浸潤影，胸水貯留
尿中肺炎球菌抗原検査結果：陽性
診断：肺炎球菌性肺炎
治療：酸素投与，セフトリアキソン2gを24時間ごとに静注
【入院後経過】
　抗菌薬投与開始後も酸素投与量が増えていった．第3病日，主治医との面談に夫が参加した．面談の内容は，治療が奏効しておらず，状態が悪化している．このまま呼吸状態が悪化した場合に，人工呼吸器を使用した治療を受けることを希望するかどうかという点についてであった．山田さんは過去に肺炎に対して人工呼吸器の治療を受け

たことがあり，そのときの発言を夫は面談後に思い出していた．本人にとってかなり苦痛であったようで，本人は「次に同じような状態になった場合にはあまり人工呼吸器をつけて治療を受けたくないなー」と話していたようであった．ただし，その発言を書面に記述したことやその他の家族に情報を共有したことはなかった．翌日，夫は妻の意向を尊重し，人工呼吸器の装着を控えてもらうように主治医に伝えに行こうとした．病院に着くと，遠方に住む長女がすでに来院しており，「人工呼吸器をつけてでも肺炎に対する治療を行ってほしい」と主治医へお願いをしているところであった．

長女は患者の救命を望み，夫は患者の意向を尊重しようとし，医師は家族内で意見が割れていることに混乱する事態となった．

●代理意思決定の実態や諸問題

♡誰が代理意思決定者の役割を担っているのか？ 担うべきなのか？

患者が，意思決定能力が失われる前から代理意思決定者を指名されているようなケースは，本邦では少ないというのが現状です．代理意思決定者が指名されていない場合は，一般に家族と話すことが適切であるとされています[7]．しかし，患者の意向を推し測ることは家族にとっても医療者[8]にとっても難しいことです．実際の患者-代理意思決定者のペアを対象とした研究では，仮説シナリオに対する代理意思決定者の推定が正しかったケースは66％にすぎなかったです[9]．患者と代理意思決定者が要望を話し合っていたケースでさえ，両者の意見の一致は限定的であることが多いです[10, 11]．

家族が遠方に住んでいる場合やスケジュール調整がうまくいかず話し合いができないようなことが臨床現場ではよく経験されます．また，遠方に住んでおり，普段患者との関係性が希薄である家族が，代理意思決定の場で強い主張などをしてくることも経験します．電子メールやウェブによる連絡システムは，家族内で最新情報を共有するための方法として有用ですが，リアルタイムのやりとりができないために家族の意思決定に対する有用性には一般に限界があるとされています．このあたりも今後の課題になってくると考えられます．

♡意見の対立

代理意思決定者が代理意思決定を行う際に，医師と家族の対立が生じることがあります．患者が望んでいることを家族が伝える能力はとても低く[18]，代理意思決定者の感情に影響を受けると言われています．患者家族はしばしば，医療従事者が介護者としての自分たちの役割を尊重してくれない[19]，必要な情報が得られない[20]，自分たちの文化的な価値観が無視されている[21]といった不満を抱いていることがあり，そのことが状況を複雑にする一因となっています．

その結果，医師が家族との対立を解決しようと家族の説得を試みる前に，まずは家族が特定の意見をもつ理由を理解する努力が必要となる場合が多いです[22]．医学的事実に関する家族の誤解は，不十分または無効なコミュニケーションに起因する可能性が最も高いです．「〇〇さん（患者）がもし明瞭に考えることができたなら，彼・彼女は何を望むでしょうか？」というような家族への問いかけにより，代理意思決定者が患者の希望をより正確に表現することができるようになることが多いと言われています[23]．

ほかにも代理意思決定者である家族内，医師同士，医療者間で生じる対立などさまざまな対立が生じることがあります．

ここがピットフォール

代理意思決定者である家族と医療者が対立するような場合には，いきなり説得を試みようとしてはいけません．家族が意見をもつ理由を認識するための努力をするべきです．対話によっていかにその理由や物語を湧き上がらせるかもポイントになるかもしれません．

続きはぜひ本書でご覧ください
※各引用文献は本書をご参照ください

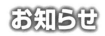

お知らせ

「ERアップデート2019 in 大阪」開催のご案内

「明日から使える！」を合言葉に，最強の講師陣による講義とワークショップが満載の救命救急＆総合診療系セミナー『ERアップデート』．第26回の今回は再び大阪を舞台に「日常の研修では学ぶことのできない」知識と技術がぎっしりの2日間です．全国の熱い志をもつ研修医の先生方と，勉強と遊びに充実した時間を過ごしてみませんか？ この機会にぜひ，ご参加ください！

【概要】日程：2019年2月2日（土）～3日（日）
　　　　会場：KKRホテル大阪
　　　　対象：臨床研修医
　　　　　　　（後期含む／指導医・一般臨床医も参加可）
　　　　定員：110名（定員になりしだい締切）
　　　　参加費用：59,800円（税込）

【講師（敬称略・五十音順）】
　小淵岳恒（福井大学医学部附属病院 救急部講師 兼 医局長）
　今　明秀（八戸市立市民病院 院長 兼 臨床研修センター所長）
　坂本　壮（順天堂大学練馬病院 救急・集中治療科）
　徳田安春（群星沖縄臨床研修センター プロジェクトリーダー 兼 センター長）
　林　寛之（福井大学医学部附属病院 総合診療部 教授）
　箕輪良行（みさと健和病院 救急総合診療研修顧問）

【お問い合わせ先】株式会社エスミ
東京都中野区本町4-44-18 ヒューリック中野ビル8F
TEL：03-5385-7321 FAX：03-5385-8750
＊詳細はERアップデートHP⇒https://www.erupdate.jp/をご覧ください．

編集部がGノート最新情報をお届けします

 Facebook
▶ www.facebook.com/gnoteyodosha/

 Twitter
▶ twitter.com/yodosha_GN

（ときどき編集の裏側もおみせします！）

広告掲載のご案内

Gノートを医師募集・病院広告にご利用ください！

プライマリ・ケア，地域医療に関わる医師への案内をご希望の方はぜひ本誌をご活用ください．
後期研修医・医師の募集や，病院のPRなど，総合診療の現場で活躍する医師への案内には本誌への広告掲載が効果的です．1/2ページ広告，1ページ広告，カラー広告，テキスト広告等，ご要望に応じて掲載いただけますので，お気軽にお問い合わせください．

記事中 4色1ページ	160,000円
記事中 1色1ページ	90,000円
記事中 1色1/2ページ	55,000円
テキスト広告（定型最大800字程度）	20,000円

※料金は税別．
※記事中以外の掲載スペースもございます．詳細はお問い合わせください

【お問い合わせ先】株式会社 羊土社　Gノート広告担当：松本崇敬
Tel ▶ 03-5282-1211　　Mail ▶ marketing@yodosha.co.jp

Gノート「勉強会へようこそ」記事募集のお知らせ

Gノートでは，読者の先生方が企画・参加されている勉強会を紹介するコーナー「勉強会へようこそ」の記事を募集しています．これまで全国各地の勉強会をご紹介いただき，総合診療の輪を広げるツールとしてご活用いただいています！"自分たちの活動を広めたい""共に学ぶ仲間を増やしたい"というみなさま，ご応募お待ちしています！

【応募方法】Gノートホームページ（www.yodosha.co.jp/gnote/benkyokai/）にて順次受付け

※ホームページにて応募条件，コーナー概要，掲載までの流れをご確認ください
※掲載の採否は編集部にて判断させていただきます．ご了承ください

増刊 レジデントノート

1つのテーマをより広くより深く

□ 年6冊発行　□ B5判

レジデントノート Vol.20 No.11 増刊（2018年10月発行）

救急・ICUの頻用薬を使いこなせ！

薬の実践的な選び方や調整・投与方法がわかり、現場で迷わず処方できる

新刊

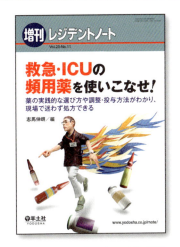

編集／志馬伸朗

□ 定価（本体4,700円＋税）　□ 195頁　□ ISBN978-4-7581-1615-2

- 素早く・的確に処方するために必要な知識に絞って解説！
- 具体的な希釈・投与の方法や注意事項など、各薬剤の違いを整理して、限られた時間で迷わず処方できる！
- 解説した薬剤の薬価も掲載されているので、コスト感覚も身につく！

本書の内容

第1章　循環
心肺蘇生に使用する薬剤／循環作動薬／抗不整脈

第2章　神経・麻酔・鎮静
鎮痛・鎮静・筋弛緩薬／抗痙攣薬／局所麻酔薬／抗精神病薬・睡眠薬／中枢神経系に作用する薬剤

第3章　腎／電解質：利尿薬／電解質補正／輸液製剤

第4章　抗血栓薬／拮抗薬・輸血：抗血栓薬・拮抗薬の使い方／輸血

第5章　内分泌：ステロイド／その他の内分泌系の薬剤

第6章　基本的な抗菌薬
ペニシリン系薬剤／セフェム系薬剤／抗MRSA薬

第7章　その他
気管支喘息に用いる薬剤／消化器用薬／経腸栄養剤／小児における処方／投与量設定の考え方とコツ／救急・ICUでの使用に議論のある薬剤

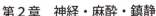
増刊 レジデントノート おかげさまで50巻！

救急・ICUでよく使う薬を、希釈方法から実践的に解説！

発行　羊土社 YODOSHA
〒101-0052　東京都千代田区神田小川町2-5-1　TEL 03(5282)1211　FAX 03(5282)1212
E-mail：eigyo@yodosha.co.jp
URL：www.yodosha.co.jp/

ご注文は最寄りの書店、または小社営業部まで

BOOK REVIEW

Procedural GPの手技力

編著／齋藤　学
定価（本体6,000円＋税），A4判，240頁，三輪書店

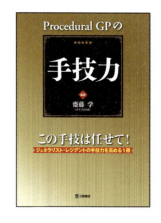

◆本気で手技力を求める総合診療医へ！

　総合診療医にはざっくりわけると3つのタイプがある．都会の家庭医としての開業パターン，総合病院でのウォークイン救急対応も含めてホスピタリストとして働くパターン，もう一つはへき地離島に身を投じるパターン．クリティカルなものに対して，緊急的に何をなすべきかを習熟することは共通している．また，よくある疾患に対応し，そこで必要とされることを行うという意味でも一致している．しかし，その地理的条件から臓器別専門医やCT，MRIといった高額医療機器のアクセス性は大きく違う．

　へき地離島パターンでは，知らないことは知っている人に聞く，できないことは適切に，かつ安全に紹介することが最重要である．次に大切なことは，そこにあるもので，そこにいる人がベストを尽くそうとすることである．しかし，人は見たことないことはわからない，したことがないことはできないものである．身を投じる前にすべての疾患，すべての手技をマスターすることは不可能である．その時に必要になるのが，この本である．見たことのない手技，したことのない手技が必要になった時に，あるいは久しぶりにやることになった時にページを開いてみよう．地域で必要とされる手技がリストアップされている．それぞれの項で「マスターすべき器具」が写真入りで紹介されており，使用頻度が少ない器具についても一目瞭然．手技については，「THE手技」として，症例ベースで大きな連続写真，わかりやすいイラスト付きで様々なtipsとともに解説されている．最後にはそれぞれの手技を手技力チェックリストとしてBasic，Intermediate，Advanced，Specialist skillsとランク分けされている．初期研修医がマスターすべき手技，総合診療医として一人でできるとよい手技，専門医の助手が務められるとよいレベル手技までラベリングされており，どの手技ができるのかできないのか，自分の総合力がどのレベルにあるのかが俯瞰できるようになっている．

　本気の手技力を求めるへき地離島型総合診療医のための本である．この本を手にへき地離島医療への一歩を踏み出してみよう．そこにはやりがいのある仕事，そして豊かで楽しい生活が待っている．

（評者）白石吉彦（隠岐広域連合立隠岐島前病院　院長）

■ 手技をする総合診療医、Procedural GPのノウハウをこの一冊に凝縮

Procedural GPの 手技力

新刊

特徴
★ オールカラー
★ 豊富な図とイラストでわかりやすい

編著　齋藤　学（ゲネプロ代表）

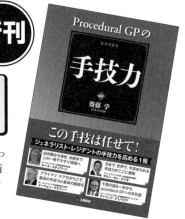

外来での患者さんからの「実は足の裏にほくろができて……これってほおっておいてだいじょうぶですか？」「最近、目がチラチラするんです」「（腹痛で来院したけれど）言われてみれば、月経が遅れています」「肩が痛いんです」といった訴えや、訪問看護師さんからの「先生、尿道カテーテルが入らないんです」といった連絡に、どれだけ対応できますか。

本書は、「ほんのちょっとの『手技力』で、もう一歩踏み込んだ対応ができたのに」という総合診療医の思いから生まれました。

耳垢栓塞や陥入爪の処置といった訪問診療の場でも役立つ手技から、挿管困難、ルート確保困難といった救急現場で冷や汗をかいてしまうような手技まで、様々な専門領域ごとに、最も頻繁に遭遇する「TOP3〜5の手技」を厳選し、専門領域の現役医師が手技力を確実に、かつ、迅速に身につけるためのポイントに絞って執筆。

本書であなたの守備範囲を確認し、できる限り自分が住む地域で医療を受けたい、と願う患者さんのニーズに応える『手技力』を、ぜひ身につけてください。

■ 主な内容 ■

1 救急
- 1-1 困難な気道確保
- 1-2 ルート確保
- 1-3 胸腔ドレナージ
- 1-4 心嚢ドレナージ

2 麻酔科
- 2-1 脊髄くも膜下麻酔
- 2-2 硬膜外麻酔
- 2-3 超音波ガイド下末梢神経ブロック
- 2-4 超音波ガイド下血管穿刺（内頚静脈留置・腋窩静脈留置）
- コラム　脳脊髄液の逆流の確認と麻酔科医の思い出
- コラム　手技時の鎮静について

3 産婦人科
- 3-1 子宮頸がん検診
- 3-2 外陰・腟の診察手技
- 3-3 不正性器出血の診断手技
- 3-4 妊娠の診断手技
- 3-5 胎児エコーの検査手技
- コラム　子宮底長から妊娠週数を推測してみよう

4 在宅緩和ケア
- 4-1 終末期の鎮静
- 4-2 気管カニューレの選択
- 4-3 胸腹水穿刺
- 4-4 PICC 挿入
- 4-5 皮下輸液
- コラム　意思決定支援 選択を支えるには

5 整形外科
- 5-1 関節注射（穿刺）
- 5-2 骨折・脱臼の処置
- 5-3 外固定（シーネ）
- 5-4 Fascia リリース

6 泌尿器科
- 6-1 排尿障害時のエコー診断
- 6-2 尿道カテーテル留置困難
- 6-3 急性陰嚢症のエコー診断

7 眼科
- 7-1 視力測定
- 7-2 眼圧測定
- 7-3 スリットランプ検査
- 7-4 眼底検査
- 7-5 眼科超音波検査
- コラム　アイケア HOME 手持ち眼圧計

8 耳鼻咽喉科
- 8-1 鼻出血の止血処置
- 8-2 耳垢除去
- 8-3 異物除去
- 8-4 扁桃周囲膿瘍の切開排膿

9 皮膚科
- 9-1 糸状菌検査
- 9-2 ダーモスコピー検査
- 9-3 粉瘤の切開排膿
- 9-4 褥瘡のポケット切開
- 9-5 陥入爪の処置

10 脳神経外科
- 10-1 穿頭術
- 10-2 開頭術
- 10-3 t-PA 静注療法
- コラム　血管内治療：脳血栓回収療法
- コラム　画像での早期虚血性変化の診断

付表　Procedural GPの手技力チェックリスト

● 定価（本体 6,000 円＋税）　A4　240頁　2018年　ISBN 978-4-89590-635-7

お求めの三輪書店の出版物が小売書店にない場合は，その書店にご注文ください．お急ぎの場合は直接小社に．

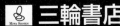 三輪書店　〒113-0033 東京都文京区本郷6-17-9 本郷綱ビル
編集 ☎03-3816-7796　FAX 03-3816-7756　販売 ☎03-6801-8357　FAX 03-6801-8352
ホームページ：https://www.miwapubl.com

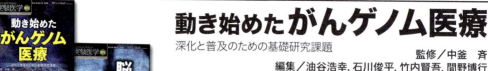

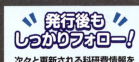

統計手法に悩んだら？

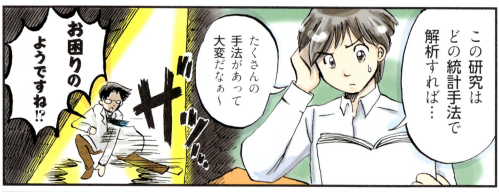

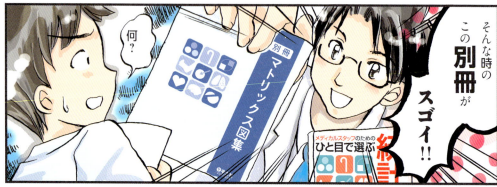

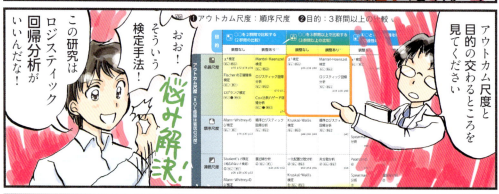

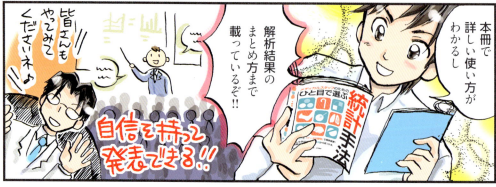

発 **羊土社**

あなたの研究にはこの統計！

本冊＋別冊で強力ナビゲート

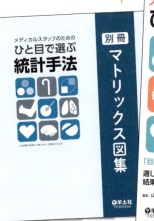
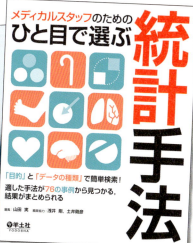

編集／山田　実
編集協力／浅井　剛，土井剛彦

☐ 定価（本体 3,200円＋税）　☐ AB判
☐ 173頁　☐ ISBN978-4-7581-0228-5

まずは，<u>別冊</u>のマトリックス図をチェック！

pattern A 目的×データの種類で探す
別冊収載「ひと目で選ぶマトリックス図」から簡単検索！

pattern B 身近なテーマから探す
別冊収載「事例早引きマトリックス図」から簡単検索！

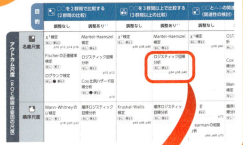
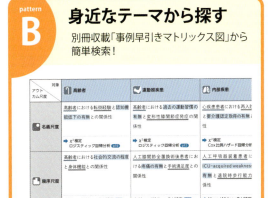

見やすい見開き2ページ完結！
解析結果のまとめ方も紹介，研究発表に活かせます

適した手法が見つかったら本冊へ

pattern B や本書の詳細はWebに！

患者を診る　地域を診る　まるごと診る

総合診療の Gノート
General Practice

Back Number

毎号,総合診療で必要なあらゆるテーマをとりあげています！

好評発売中

■ 隔月刊（偶数月1日発行）
■ B5判　■ 定価（本体 2,500円+税）

2018年8月号 (Vol.5 No.5)

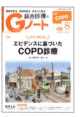

ISBN 978-4-7581-2331-0

**今すぐ使える！
エビデンスに基づいた
COPD診療**

南郷栄秀，岡田　悟／編

エビデンスから診断，現実的な治療，リハ，栄養療法，禁煙など，これ1冊でCOPDの上手な診かたが丸ごとわかる！具体的で細やかな充実した解説で，あなたの診療を全力フォロー！雑誌とは思えない満足度です！

2018年6月号 (Vol.5 No.4)

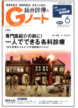

ISBN 978-4-7581-2330-3

**専門医紹介の前に！
一人でできる各科診療**

"総合診療あるある" の守備範囲がわかる！

齋藤　学，本村和久／編

耳が痛い，目にゴミが入った，顔を怪我した，膝が痛い…あなたは一人でどこまで診られますか？各科紹介前にやっておきたい診断，対応のコツを解説．紹介後のフォローまで現場目線でわかります．守備範囲を広げよう！

2018年4月号 (Vol.5 No.3)

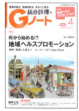

ISBN 978-4-7581-2329-7

**何から始める！?
地域ヘルスプロモーション**

研修・指導にも役立つ
ヒントいっぱいCase Book

井階友貴／編

新連載：赤ふん坊やの「拝啓　首長さんに会ってきました☆」
みんなでシェア！総合診療Tips

「地域ヘルスプロモーションって実際何をどうすればいいの？」そんなお悩みをおもちの方必見！本特集では具体的なCaseから，実践の工夫やヒントが理論と共に学べます．研修や指導，ポートフォリオ作成にも最適！

2018年2月号 (Vol.5 No.1)

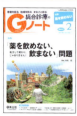

ISBN 978-4-7581-2327-3

「薬を飲めない、飲まない」問題

処方して終わり、じゃありません！

矢吹　拓／編

処方薬を飲んでいない患者さんは意外と多い！「種類が多く複雑」「抗がん剤の副作用で他の薬が飲めない」「剤形・味が苦手」「処方の目的を理解できていない」等，飲まない理由の考え方と対応のコツを具体的に解説！

Back Number

2017年12月号 (Vol.4 No.8)
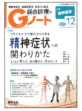
プライマリ・ケア医だからできる
精神症状への関わりかた
よりよい考え方、話の聴き方、向き合い方

増田 史，髙尾 碧，豊田喜弘，森川 暢／編

特別掲載：家庭医療×診断推論で挑む！
プライマリ・ケアで出会う困難事例
by 千葉大総診カンファレンス

ISBN 978-4-7581-2326-6

2017年10月号 (Vol.4 No.7)
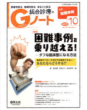
困難事例を乗り越える！
──タフな臨床医になる方法
医学的アプローチだけでは解決できない…
あなたならどうする!?

長 哲太郎，石井大介，鈴木昇平／編

新連載：「伝える力」で変化を起こす！ヘルスコミュニケーション

ISBN 978-4-7581-2325-9

2017年8月号 (Vol.4 No.5)
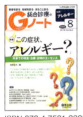
「この症状、アレルギー？」
外来での検査・治療・説明のエッセンス

田原正夫／編

ISBN 978-4-7581-2323-5

2017年6月号 (Vol.4 No.4)
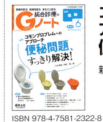
コモンプロブレムへのアプローチ
便秘問題、すっきり解決！

新連載：優れた臨床研究は、あなたの診療現場から生まれる

木村琢磨，阿部 剛／編

ISBN 978-4-7581-2322-8

2017年4月号 (Vol.4 No.3)

患者にきちんと届く！届ける！
予防医療プラクティス

岡田唯男／編

ISBN 978-4-7581-2321-1

2017年2月号 (Vol.4 No.1)
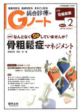
なんとなくDoしていませんか？
骨粗鬆症マネジメント

南郷栄秀，岡田 悟／編

ISBN 978-4-7581-2319-8

2016年12月号 (Vol.3 No.8)
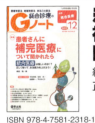
患者さんに補完医療について聞かれたら
統合医療は怪しいのか!?
正しく知って、主治医力を上げよう！

織田 聡／編

ISBN 978-4-7581-2318-1

2016年10月号 (Vol.3 No.7)
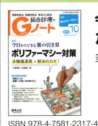
今日からできる薬の引き算
ポリファーマシー対策
多職種連携が解決のカギ！

大橋博樹，八田重雄／編

ISBN 978-4-7581-2317-4

バックナンバーは下記でご購入いただけます

お近くの書店で　羊土社書籍取扱書店（小社ホームページをご覧ください）
小社へ直接お申し込み（ホームページ、電話、FAX）
www.yodosha.co.jp/
電話 03-5282-1211（営業）　FAX 03-5282-1212

定期購読・WEB版の詳細は巻末の申し込み用紙をご覧ください

● 各号の詳細や最新情報はGノートホームページでご覧いただけます

www.yodosha.co.jp/gnote/　（Gノート　羊土社　で検索）

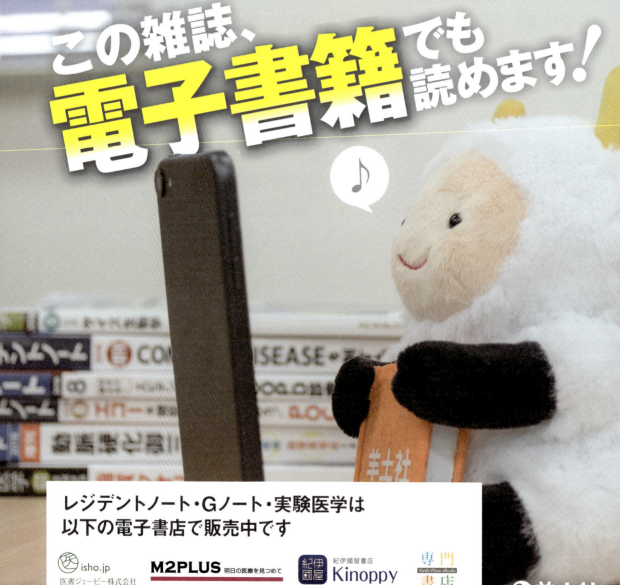

次号予告

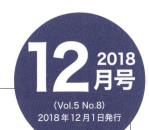

睡眠問題，スッキリ解決！（仮題）
～よくある「眠れない」へのアプローチ～

特集

編集／森屋淳子（東京大学 保健・健康推進本部，同 医学部附属病院 心療内科）
喜瀬守人〔家庭医療学開発センター（CFMD）／久地診療所〕

昨年，好評を博した『便秘問題，すっきり解決！』に引き続き，今回は「睡眠」にまつわる問題を，総合診療医ならではの"ライフサイクル別×家族ケア"という切り口から特集します．「最近，眠れていますか？」という問いかけに対し，目次のような答えが返ってきたとき，慌てずに，患者や患者をケアする人の助けとなる具体的なアドバイスができるように解説します．

■よくある問題への対応
1) ベンゾジアゼピン依存への対処法：「薬なしでは眠れないんです…」……上村恵一
2) OTC・サプリメントなど：「実は個人的に輸入代行使ってます…」……八田重雄
3) 不眠症の睡眠衛生指導，認知行動療法：「眠れていないけれど，薬は使いたくないんです…」……石澤哲郎
＊コラム① 睡眠改善・睡眠記録アプリの紹介……岸 哲史

■ライフサイクルごとの対応
4) 乳児期の不眠：「赤ちゃんが寝てくれず，私も睡眠不足で困っています…」……安来志保
5) 思春期の不眠：「子どもがスマホばかりして寝るのが遅く，朝も起きられず困っています…」……伊豆倉 遥，濱井彩乃
＊コラム② 子どもの不眠の原因と対応法……冨久尾航
6) 成人期の不眠：「夫のいびきがうるさくて困っています…」……村野陽子
7) 高齢期の不眠：「トイレで1時間おきに起きちゃいます…」……井口真紀子
＊コラム③ 入院患者の不眠に遭遇したら……森川 暢
8) 介護者の不眠：「介護で眠れないけど，ぐっすり眠ってしまうのも不安です…」……阿部佳子

連載

◆ Common disease診療のための ガイドライン早わかり
第28回「市中肺炎」……中山 元，田原正夫

◆ 聞きたい！知りたい！薬の使い分け
第27回「インスリンの使い分け」……三澤美和

◆ 誌上EBM抄読会　診療に活かせる論文の読み方が身につきます！
第26回「レジン吸着ビーズ入り血培ボトルは菌血症の検出率を改善するか」……渡邉剛史，野口善令

◆「伝える力」で変化を起こす ヘルスコミュニケーション　最終回
第8回「デザイン思考」をコミュニケーションに活かす！……市川 衛，柴田綾子

◆ なるほど！使える！在宅医療のお役立ちワザ
第23回「心臓理学所見のとり方」……平田一仁

◆ 優れた臨床研究は，あなたの診療現場から生まれる
第10回「系統的レビューの解説」……辻本 康

◆ 思い出のポートフォリオを紹介します……山下洋充，上松東宏

◆ 赤ふん坊やの「拝啓　首長さんに会ってきました☆」……井階友貴

◆ みんなでシェア！総合診療Tips　最終回　〈本連載はWeb上でも公開します〉

ほか

※ タイトルはすべて仮題です．内容，執筆者は変更になることがございます

"患者を診る 地域を診る まるごと診る" ための『Gノート』は定期購読がオススメです！

- ●通常号（隔月刊6冊）
  定価（本体15,000円+税）
- ●通常号＋増刊（隔月刊6冊＋増刊2冊）
  定価（本体24,600円+税）
- ●通常号＋ WEB版 ※1
  定価（本体18,000円+税）
- ●通常号＋ WEB版 ※1 ＋増刊
  定価（本体27,600円+税）

便利でお得な年間定期購読をぜひご利用ください！
- 送料無料※2
- 最新号がすぐ届く！
- お好きな号からはじめられる！
- WEB版でより手軽に！

※1 WEB版は通常号のみのサービスとなります
※2 海外からのご購読は送料実費となります

下記でご購入いただけます
- ●お近くの書店で：羊土社書籍取扱書店（小社ホームページをご覧ください）
- ●ホームページから または 小社へ直接お申し込み：www.yodosha.co.jp/
  ：TEL 03-5282-1211（営業） FAX 03-5282-1212

▶編集ボード

前野哲博	（筑波大学附属病院 総合診療科）
南郷栄秀	（東京北医療センター 総合診療科）
大橋博樹	（多摩ファミリークリニック）

▶編集アドバイザー（50音順）

井階友貴／太田　浩／木村琢磨／草場鉄周／
千葉　大／中山明子／濱口杉大／林　寛之／
茂木恒俊／森　敬良／横林賢一／吉本　尚

◆訂正◆

下記の通り，訂正箇所がございました．訂正し，お詫び申し上げます．
該当号：Gノート 2018年8月号（Vol.5 No.5）
●特集「今すぐ使える！エビデンスに基づいたCOPD診療」
661頁　上から8行目
　誤）$FEV_1 > 12\%$かつ> 2 mL
　正）$FEV_1 > 12\%$かつ$> \underline{200}$ mL
738頁　下から7行目
　誤）EPAP $\underline{8}$ cmH$_2$O/IPAP $\underline{4}$ cmH$_2$O
　正）EPAP $\underline{4}$ cmH$_2$O/IPAP $\underline{8}$ cmH$_2$O
738頁　下から6行目
　誤）肥満患者などの場合は$\underline{IPAP}$を上げる必要がある
　正）肥満患者などの場合は$\underline{EPAP}$を上げる必要がある

Gノート

Vol. 5 No. 7 2018〔通巻34号〕〔隔月刊〕
2018年10月1日発行　第5巻　第7号
ISBN978-4-7581-2333-4
定価　本体2,500円+税（送料実費別途）

年間購読料
　15,000円+税（通常号6冊，送料弊社負担）
　24,600円+税（通常号6冊，増刊2冊，送料弊社負担）
郵便振替　00130-3-38674

© YODOSHA CO., LTD. 2018
Printed in Japan

発行人	一戸裕子
編集人	久本容子
編集スタッフ	松島夏苗，野々村万有，田中桃子
制作スタッフ	岸　友美，鳥山拓朗，足達　智
広告営業・販売	永山雄大，松本崇敬
発行所	株式会社　羊　土　社
	〒101-0052　東京都千代田区神田小川町2-5-1
	TEL　03（5282）1211／FAX　03（5282）1212
	E-mail　eigyo@yodosha.co.jp
	URL　www.yodosha.co.jp/
印刷所	株式会社　平河工業社
広告申込	羊土社営業部までお問い合わせ下さい．

本誌に掲載する著作物の複製権・上映権・譲渡権・公衆送信権（送信可能化権を含む）は（株）羊土社が保有します．
本誌を無断で複製する行為（コピー，スキャン，デジタルデータ化など）は，著作権法上での限られた例外（「私的使用のための複製」など）を除き禁じられています．研究活動，診療を含み業務上使用する目的で上記の行為を行うことは大学，病院，企業などにおける内部的な利用であっても，私的使用には該当せず，違法です．また私的使用のためであっても，代行業者等の第三者に依頼して上記の行為を行うことは違法となります．

JCOPY <（社）出版者著作権管理機構 委託出版物>本誌の無断複写は著作権法上での例外を除き禁じられています．複写される場合は，そのつど事前に，（社）出版者著作権管理機構（TEL 03-3513-6969，FAX 03-3513-6979，e-mail：info@jcopy.or.jp）の許諾を得てください．

URO DIB™

自己導尿教室
http://www.dounyou.net/

安全で簡単！使いやすさと快適な生活を提供します

■ **DIB キャップ™** 尿路用　国際特許取得済　意匠登録済

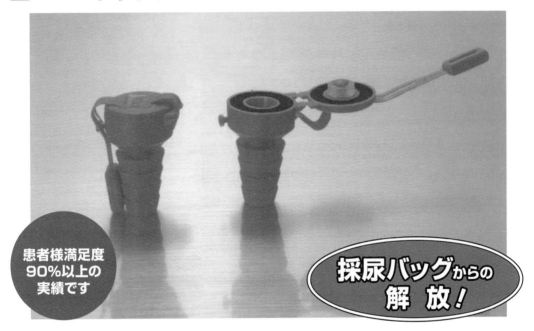

患者様満足度
90％以上の
実績です

採尿バッグからの
解　放！

★ DIBキャップは、簡単操作でバルーンカテーテルより排尿ができます。
★ 自分の膀胱を蓄尿袋として使うことで外出や入浴時に採尿袋をつける必要がありません。
★ 従来のルアープラグの様に自然抜去の心配がありません。

国際特許取得済

■ **間欠式バルーンカテーテル**
　認証番号 20700BZZ01034

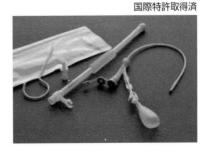

★ ナイトバルーンカテーテルとして
　（夜間多尿に対して、夜間のみ行う）
★ 通勤・通学バルーンカテーテルとして
★ スポットバルーンカテーテルとして

発売元　**Dib　株式会社　ディヴインターナショナル**
〒112-0002　東京都文京区小石川1丁目4-1　住友不動産後楽園ビル
TEL (03) 5684-5684(代)　FAX (03) 5684-5686
メールアドレス dib@tokyo.email.ne.jp　ホームページ http://www.dib-cs.co.jp/

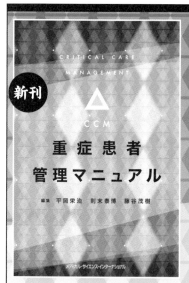

CRITICAL CARE MANAGEMENT CCM
重症患者管理マニュアル

グローバルスタンダードを超える!? 純国産集中治療本

新刊

編集
- 平岡栄治　東京ベイ・浦安市川医療センター総合内科
- 則末泰博　東京ベイ・浦安市川医療センター呼吸器内科/救急集中治療科
- 藤谷茂樹　聖マリアンナ医科大学救急医学/東京ベイ・浦安市川医療センター

重症患者管理において頻度の高い疾患・病態を中心に取り上げ、日々の臨床、ベッドサイドでの検証を踏まえて、診断・治療のより所となる知識をまとめた実践的手引。ガイドラインやエビデンス偏重にならず、しっかりとした患者評価と最適な治療を実現するために、病態生理の理解も含めたベストバランスを提示。医学生・研修医から指導医までの幅広い対象に、重症患者管理のスタンダードとなる知識と診療の指針を提供する。

※文献リストや関連URLは、姉妹書『総合内科病棟マニュアル』同様QRコードでリンクされ、MEDSi Webサイトにて閲覧できます。

A5変　頁712　図・写真250　2018年
ISBN978-4-8157-0126-0
定価:本体6,500円+税

目次

■Part 1 総論
- 第1章　集中治療医の役割と必要な努力・能力
- 第2章　カルテの書き方・プレゼンテーションの仕方
- 第3章　コードステータス、困難な意思決定の方法、ターミナルケア
- 第4章　ICU入室・退室基準

■Part 2 神経系
- 第1章　鎮静
- 第2章　鎮痛
- 第3章　譫妄
- 第4章　ICUでの筋弛緩薬
- 第5章　意識障害総論：分類と生理学
- 第6章　意識障害患者の診察と検査
- 第7章　筋力低下の鑑別と診断
- 第8章　頭蓋内圧(ICP)モニタリングと管理
- 第9章　体温管理療法：総論
- 第10章　脳卒中急性期の全身管理
- 第11章　脳神経外科周術期の一般的な注意事項
- 第12章　重症頭部外傷の治療一般(急性硬膜下血腫、急性硬膜外血腫、脳挫傷)
- 第13章　脳神経外科のドレーン
- 第14章　ICUでのリハビリテーション

■Part 3 循環器
- 第1章　ショック
- 第2章　心不全と肺水腫の生理学と鑑別
- 第3章　敗血症性ショック総論
- 第4章　volume resuscitation
- 第5章　カテコラミン
- 第6章　ICUでの不整脈(心房細動)
- 第7章　心臓外科術後の血行動態(総論)
- 第8章　心臓外科術後の血行動態(各論)
- 第9章　心臓血管外科術後の心得とショックへの対応
- 第10章　補助循環装置
- 第11章　ペースメーカ

■Part 4 呼吸器
- 第1章　呼吸不全のメカニクス
- 第2章　低酸素の鑑別方法
- 第3章　気道管理
- 第4章　ICUでの胸部X線
- 第5章　陽圧換気の循環動態への影響
- 第6章　人工呼吸器の設定
- 第7章　人工呼吸器のアラームとトラブルシューティング
- 第8章　ARDS総論
- 第9章　人工呼吸器関連肺損傷(VALI)
- 第10章　人工呼吸器離脱
- 第11章　予定外抜管
- 第12章　非侵襲的換気療法(NIV)
- 第13章　気管切開
- 第14章　気管支鏡検査

■Part 5 消化器
- 第1章　入院患者の下痢
- 第2章　ICUでの栄養　総論
- 第3章　ICUでの栄養　各論
- 第4章　ICUでの栄養　経静脈栄養(PN)
- 第5章　ICUでの肝酵素上昇
- 第6章　腹部手術後のマネジメント
- 第7章　ICUにおける腹部単純X線

■Part 6 腎臓
- 第1章　急性腎障害(AKI)の原因と生理学
- 第2章　ICUにおける電解質異常(ナトリウム)
- 第3章　ICUにおける電解質異常(カリウム)
- 第4章　ICUにおける電解質異常(カルシウム、リン、マグネシウム、クロール)
- 第5章　ICUにおける酸塩基平衡異常
- 第6章　ICUにおける血液浄化

■Part 7 血液
- 第1章　輸血総論
- 第2章　血小板の生理および血小板減少に対するアプローチ
- 第3章　赤血球の生理および貧血の対応
- 第4章　凝固異常

■Part 8 感染症
- 第1章　カテーテル関連血流感染症(CRBSI)の診断・治療
- 第2章　ICU acquired UTIの診断・治療
- 第3章　人工呼吸器関連肺炎(VAP)の診断・治療
- 第4章　手術部位感染(SSI)の診断・治療
- 第5章　ICUでの発熱
- 第6章　経験的治療と抗菌薬のde-escalation、適切な投与期間
- 第7章　免疫不全患者(総論)
- 第8章　免疫不全患者(各論)

■Part 9 内分泌
- 第1章　集中治療における血糖管理の重要性
- 第2章　重症疾患の副腎機能への影響
- 第3章　重症疾患の甲状腺への影響

■Part 10 予防
- 第1章　人工呼吸器関連肺炎(VAP)予防
- 第2章　静脈血栓塞栓症(VTE)予防
- 第3章　ストレス潰瘍予防
- 第4章　カテーテル関連尿路感染症(CA-UTI)予防
- 第5章　手術部位感染(SSI)予防
- 第6章　カテーテル関連血流感染症(CRBSI)予防

■Part 11 その他
- 第1章　ICUにおける超音波
- 第2章　心エコーの基本断面と血行動態測定
- 第3章　ICUで使用する薬剤

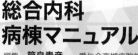

総合内科病棟マニュアル

絶賛発売中! 純国産病棟本

編集
- 筒泉貴彦　愛仁会高槻病院総合内科
- 山田悠史　Department of Medicine, Mount Sinai Beth Israel
- 小坂鎮太郎　練馬光が丘病院救急集中治療科/総合診療科

B6変　頁784　図78　2017年　ISBN978-4-89592-884-7
定価:本体5,000円+税

MEDSi メディカル・サイエンス・インターナショナル
113-0033 東京都文京区本郷1-28-36
TEL 03-5804-6051　FAX 03-5804-6055
http://www.medsi.co.jp
E-mail info@medsi.co.jp

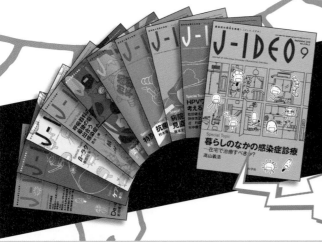

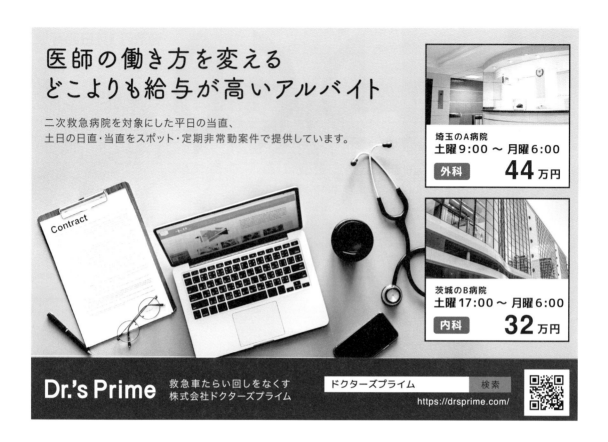

Book Information

本当にわかる
精神科の薬 はじめの一歩 改訂版

具体的な処方例で経過に応じた
薬物療法の考え方が身につく！

編集／稲田 健

□ 定価（本体 3,300円＋税）　□ A5判　□ 280頁　□ ISBN978-4-7581-1827-9

- プライマリケアで役立つ向精神薬の使い方を、キホンに絞ってやさしく解説！
- 具体的な処方例で、薬の使い分け、効果や副作用に応じた用量調整、やめ時、減らし方、処方変更など処方のコツやポイントがわかる

好評書の改訂版！ 新薬追加，適応拡大を反映しアップデート

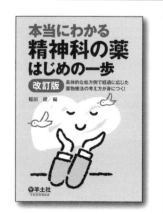

発行 羊土社